新装版

間違った助言や迷信に悩まされないために

小児科医ママの「育児の不安」解決BOOK

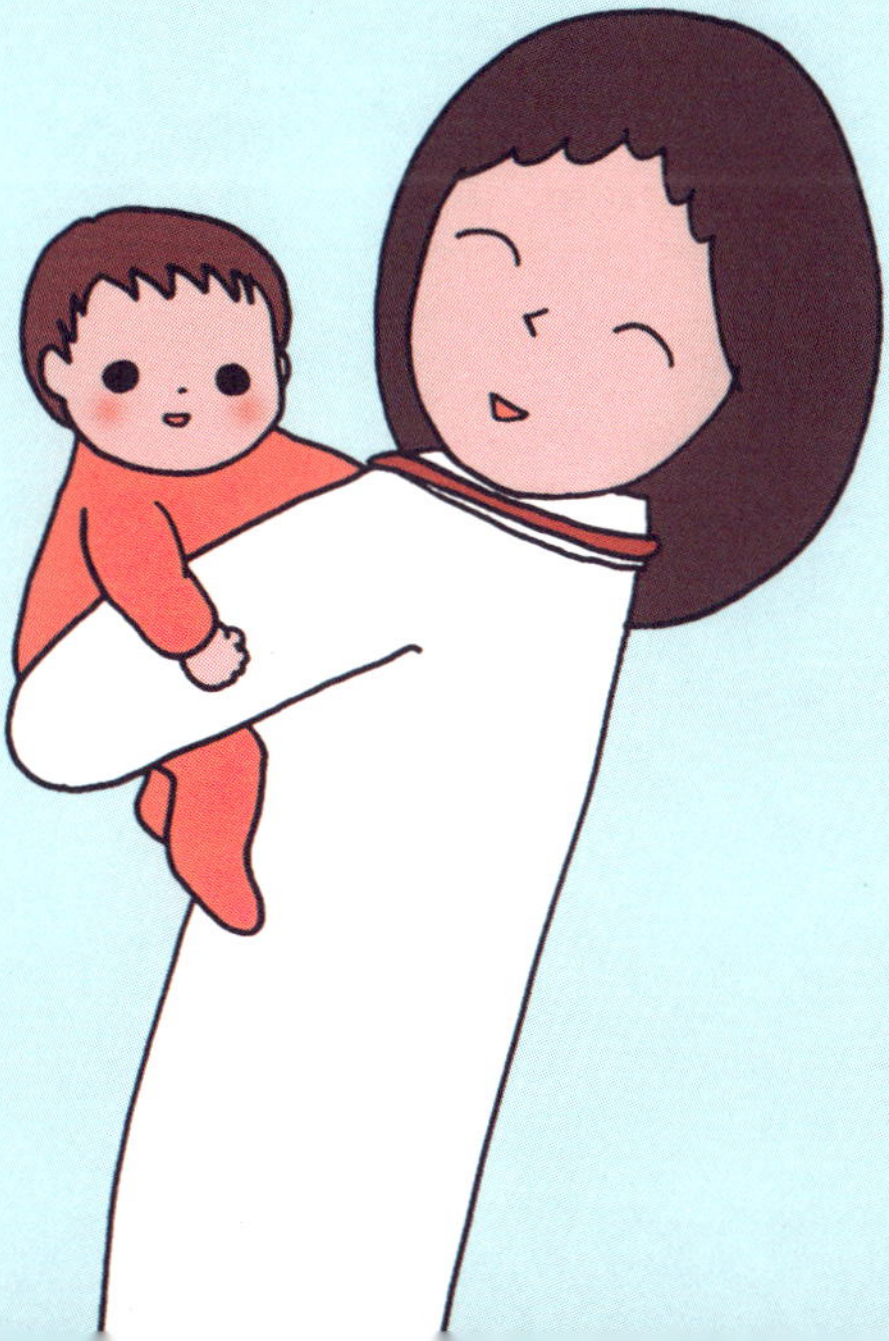

イラスト／森戸やすみ

はじめに

小児科医をしている私は、診療のときに患者さんのお母さんやお父さんからいろいろな質問をされます。

例えば「眠っている赤ちゃんを起こして、お風呂に入れなくちゃいけないことがあります。それはしょうがないのでしょうか？」「赤ちゃんが夕方になると泣きやみません。おっぱいでもないし、おむつも汚れていないし、抱っこして歩いていたら大丈夫なのですが、おかげで何もできません。どうしたらいいでしょう？」など。

なんときめ細やかな心遣いかと思います。お子さんが少しでも嫌な気分にならないように、ふだんから子どもの目線で考えてあげているのですね。

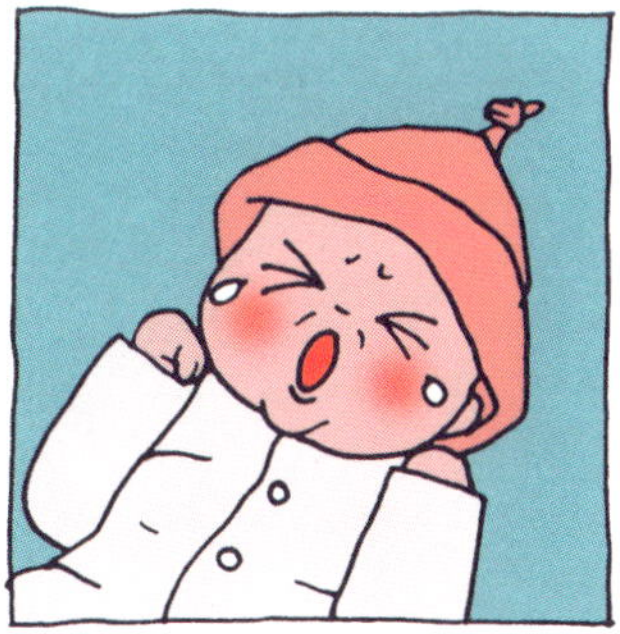

昔は大多数の日本人が生活に追われていました。小さな子どもがいても、貴重な労働力でもあるお母さんは一日中働いていたでしょう。たぶん毎日はお風呂に入れてあげられなかったし、泣いたらすぐに飛んで行って抱っこしてあげることもできなかったでしょう。

生活に精一杯という、大人の事情が最優先だったのではないかと思います。

ところが、現在では生活が豊かになり、家電も普及したために子どもに手をかける時間ができて、どこまでやれば充分なのか、わからなくなるのかもしれません。

よく「子育てに正解はない」と言います。育児情報やほかの人の経験談をいくら集めても、自分たちにあてはまるとは限りません。お母さんだけが何年も育児をして、食べるもの、着るものはすべて手作り……なんて難しいですよね。そうしているお母さんは、世界的にみてもほとんどいないでしょう。

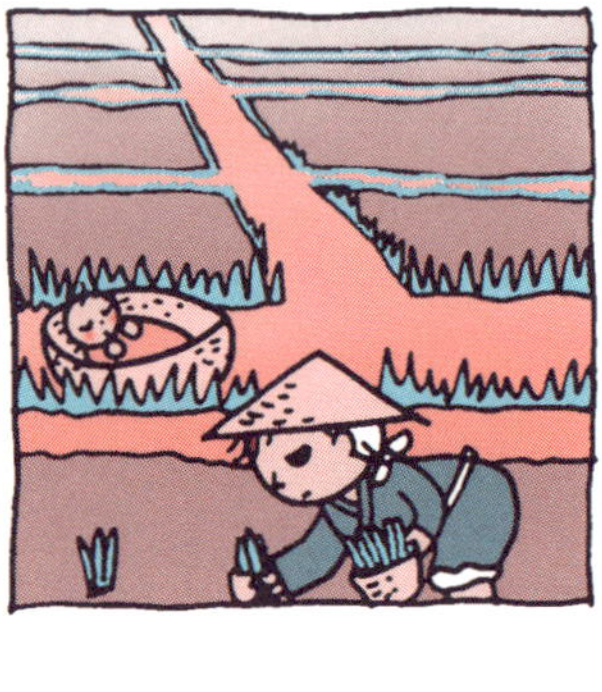

豊かな日本に暮らしているから、がんばれば可能そうに思えるからといって、そうしなくてはいけないということはありません。日本のまじめなお母さんたちは、もう充分お子さんたちのためにがんばっています。むしろもっと大らかになったほうがいいのではないかと、私は考えています。

かく言う私もふたりの娘の母親ですが、初めての子育てのときには、本当に力が入っていました。何か月も寝不足と体中あちこちの痛みでつらかったです。小児科医を何年かやってからの育児だったのに、改めてお母さんたちの大変さを痛感。「多くの女性たちが何気ない顔をして、これほどまでに大変な育児を乗り越えてきたんだ」と思うと、町を行きかうおばさま方にかけ寄って手を取り、「私は大変、子育てをみくびっていました。あなたを尊敬します！」と頭を下げたい衝動にかられたのです（実行はしていません）。

小児科医の当直は過酷で有名で、だからこそ子育てを甘くみていました。ただ仕事ならば、どんなにきつくても翌朝には誰かが代わってくれます。ところが、お母さんは自分だけ。365日、何年にもわたって誰も代わってくれないんだと気がついて愕然としたものです。以降、私は子どもを持つ母という視点でも世界が見えるようになりました。

そして、思ったのです。特に初めての子育てでは、完璧な母を目指してしまいがちですが、無駄に力が入っていると疲れます。あんまり疲れていたら、赤ちゃんと楽しく遊べません。赤ちゃんの視点に立てば、完璧な育児や家事をすることよりも、大切なことがあります。それは大好きなお母さんやお父さんに「大好きだよ」と言われたり、一緒に遊んだりすること。これ以上の幸せがあるでしょうか。それほど、子どもって不思議なくらい親が大好きなのです。

だから経験的にだけでなく、医学的にも根拠がある大事なことだけを押さえて、あとはもっと楽しく育児をしましょう、というのがこの本の目的です。

ご一緒に、日本の育児をもっと楽しくしませんか？

目次

新装版 小児科医ママの「育児の不安」解決BOOK

① 本人確認

『レイ君』

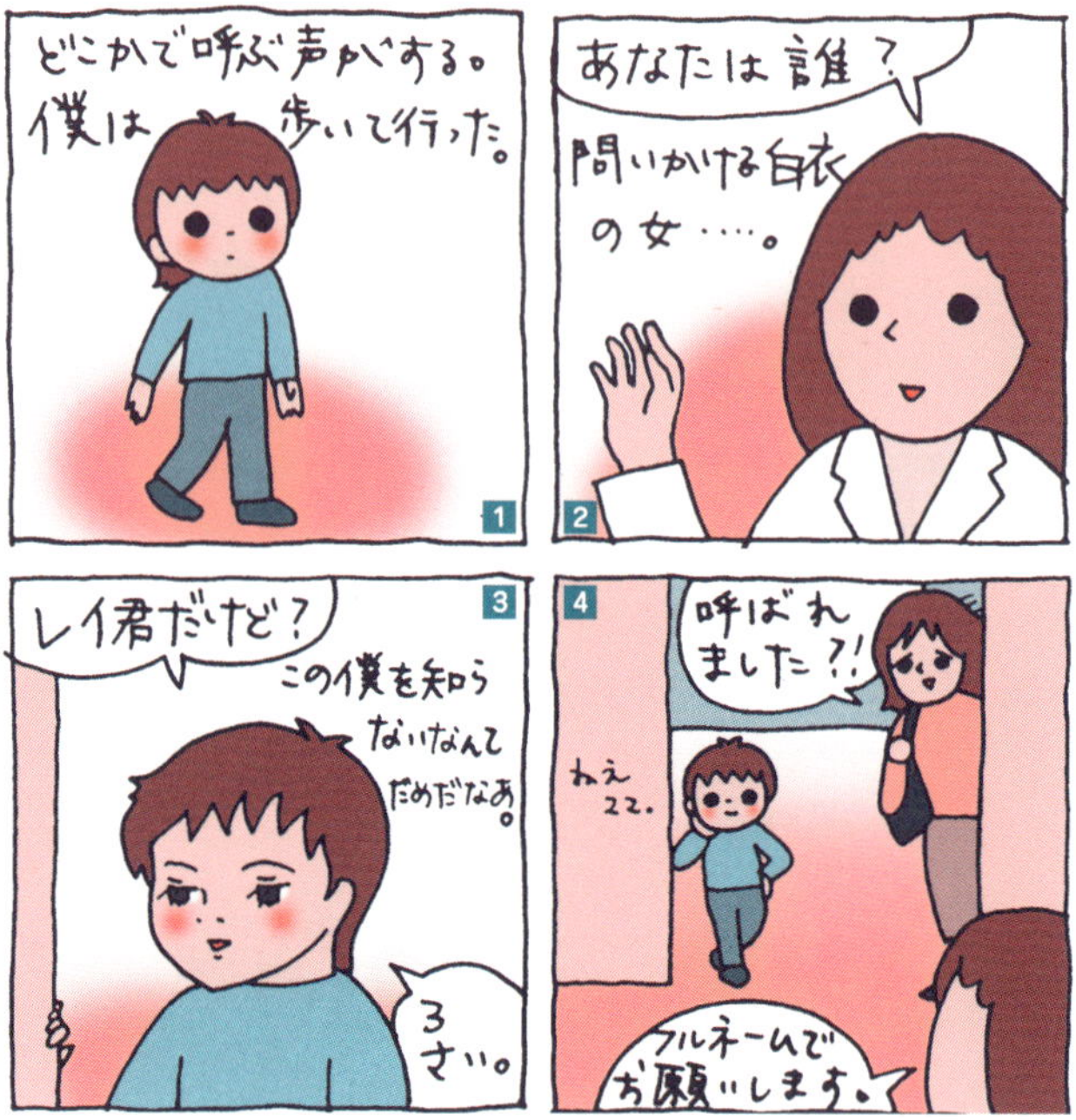
どこかで呼ぶ声がする。
僕は歩いて行った。
あなたは誰？
問いかける白衣の女・・・。
レイ君だけど？
この僕を知らないなんてだめだなあ。
3さい。
呼ばれました？！
ねえ
フルネームでお願いします。

診察の前には、必ずフルネームでお名前を確認します。小さいお子さんの場合は、上のように自分で言えたとしても下の名前だけのことが多いので、お母さんやお父さんがフルネームを教えてくださいね。

実際、かかりつけの病院であれば、医者も患者さんもお互いに名前と顔が一致しているものです。しかし、そういう場合も、万が一でも間違いがあってはいけませんから、本人確認はとても大事です。以前に「Aさーん」とお呼びして、「はーい」という返事とともに入ってこられたお母さんが、名前の聞き間違いで別人だったということがありました。私は幸いにも患者さんを間違えて診察や治療、注射などをしたことはありませんが、常々気をつけています。

また血液検査など少し日数がかかる検査の結果を「電話で教えてくれませんか？」と言われることがあります。それも本人確認が必要であるため、原則的にはできません。電話だとお互いに本人確認ができないので、面倒でも病院に来ていただくようお願いしています。小児科の場合、お子さん本人は来られなくてもかまいませんよ。

第1章
からだの基本

Q 薄毛ってなおるの？

たまに月齢の小さい赤ちゃんのお母さんから「うちの子の髪、生えますよね？」と聞かれます。赤ちゃんの髪があまりにも柔らかくて薄いので、心配になるようです。

たしかに髪の毛だけでなく、体毛が生えない病気はあります。そのほかにも髪の毛の生え方がまばらで、しなやかさがないのが特徴の代謝系の病気もあります。でも、すごくまれな病気だから、元気で体重が増えていて機嫌がよければ、いきなり病気を疑わなくても大丈夫です。

じつは赤ちゃんの毛髪は、遅くとも生後6か月の終わりまでに生え変わるものと考えられています。この最初の生え変わりのときに、前頭部から頭頂部にかけての毛髪の大部分がいっせいに休止期に入り、たくさんの毛が抜けてしまい、一時的に髪の毛が薄くなることがあります。これは新生児の「生理的脱毛」です。ちょうど1か月健診の頃にいちばん薄くから気になるのだと思いますが、やがて自然に生えてくるので心配ありません。「うちの子、額が青いんです」

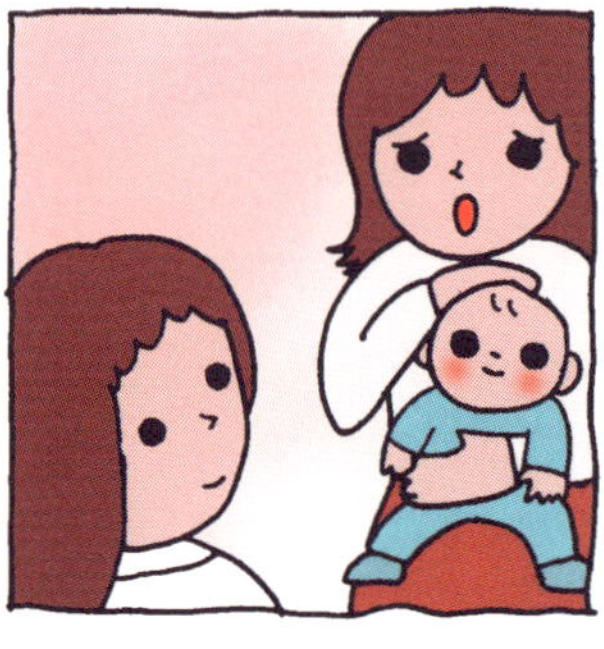

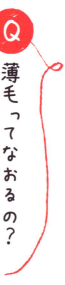

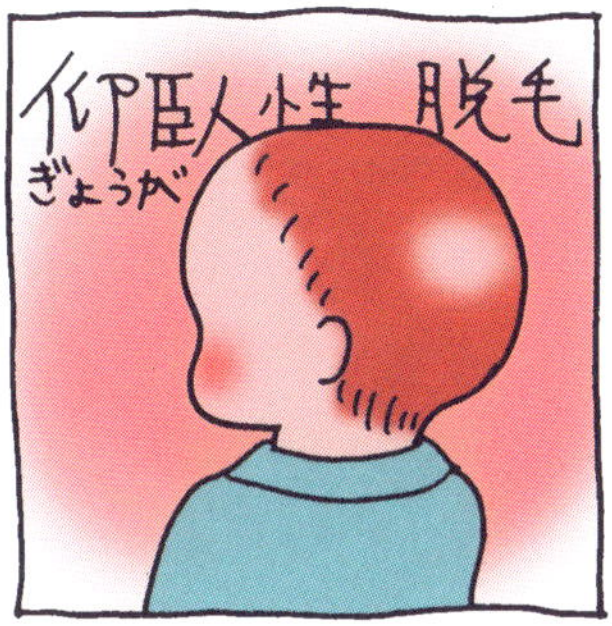

と言う方もいるけど、それは額ではなく頭部だから。一度抜けた毛が生えてくるときに、肌が青く見えるというわけです。ヒゲの剃りあとを思い出してみてくださいね。

それから「仰臥性脱毛《ぎょうがせいだつもう》」というものもあります。これは寝ていることの多い赤ちゃんの後頭部が寝具などにこすれることで、髪の毛が磨耗したり、抜けたりして、ハゲのようになってしまうもの。だから、成長して起きあがっている時間が増えれば、ちゃんと自然に生えそろってきます。

また生まれつき、ほかの子に比べて薄い（髪の毛が少ない、または細くて少なく見える）場合もあるけど、単なる個人差なので、徐々に生えてくるはずです。あまり、気にしすぎないようにしましょう。

A

1歳までに生えそろうことが多いので、心配しすぎないで！

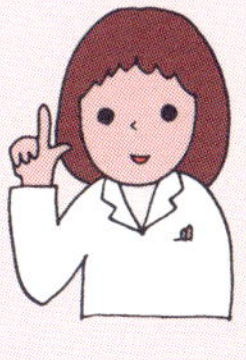

Q おへそがきれいになりません

へそに関しては「出ている」だけでなく、「乾かない」「黒ずんでいる」などという相談をよく受けます。

赤ちゃんが生まれると、それまでお母さんとつながっていた「へその緒（臍帯《さいたい》）」を看護師や助産師がクリップで留めて切ります。すると7日前後で、へその緒は乾いてポロッと取れ、へそがきれいになります。

しかし中には、へその緒が乾かないうちに、粘膜が盛り上がってくることも。これを「臍肉芽《さいにくげ》」または「臍肉芽腫《さいにくげしゅ》」といいます。臍肉芽がみずみずしいうちは浸出液が出続けて、へそはずっとジクジクしたままです。小児科へ行くと、臍肉芽が小さいうちなら硝酸銀《しょうさんぎん》で焼きます。大きくなって糸がかかる程度だったら絹糸で結びます。すると翌日には肉芽は取れます。何度か繰り返し盛り上がってくることがあるので、そのたびに小児科に行きましょう。

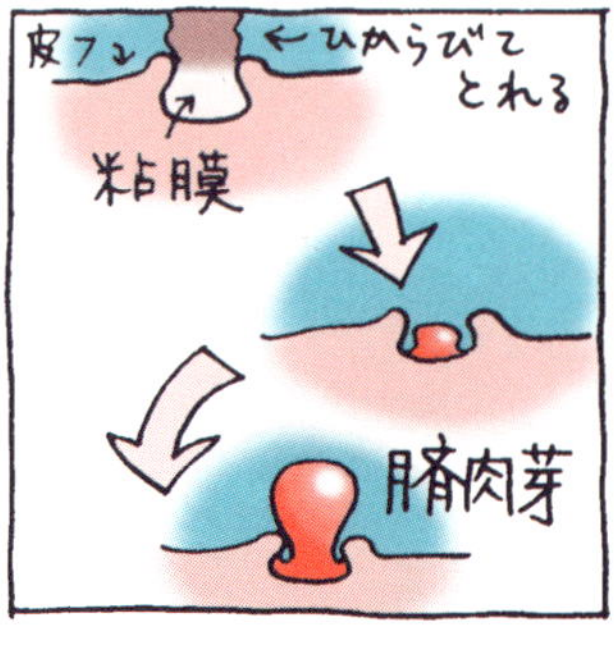

また、へそが出ているのを気にするご両親がいます。へそが出るのは、出産時にへその緒の

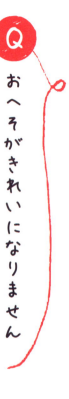

切り方が悪かったせいではありません。赤ちゃんの小さいお腹には大人と同じ数の内臓がつまっているわけですから、それはもうギューギューではちきれんばかり。背骨がある後ろ側へは出っ張れないし、まだお腹の筋肉が弱いから前側へと出っ張ります。だからお腹がぽっこりとした幼児体型になって、へそも出るんですよ。

また、へそが大きく出ているようであれば、腸が筋肉の間からへそのほうに飛び出た「臍《さい》ヘルニア」です。へその皮膚の中に腸があるので、さわるとブヨブヨしますが、やぶれることはありません。押すと引っ込みますが、お腹に力が入ったり、泣いたりすると出てきます。5〜10人に1人の割合でみられ、生後3か月頃まで大きくなりますが、お腹の筋肉が発育してくる1歳頃までに自然に治ることがほとんどなので様子をみていても大丈夫です。

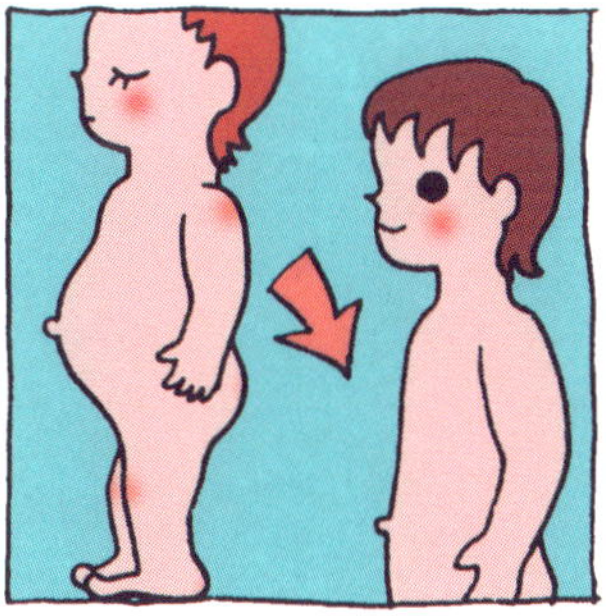

ただ、月齢が小さいうちなら綿球で圧迫するといいでしょう。薬局やドラッグストアなどで、さまざまな大きさの綿球を売っています。お子さんのへそよりも少し小さいサイズを選んで、へその上に乗せて見えなくなる程度に押し込み、上からかぶれにくいテープで圧迫するように貼ってください。エアウォールというテープがよいそうです。毎日、入浴前に取って、入浴後には新しい綿球とテープに替えましょう。早いと、1週間程度で治ることもあります。1〜2歳を過ぎてもへそが出ている場

合、へそは引っ込んだのに皮膚のたるみが残っている場合には、小児外科で縫い縮める手術をすることも。手術後も、綿球で圧迫しておくときれいに治るそうです。

そのほか、以前「へそからいつまでも出血する」という赤ちゃんの診察をしたことがあります。見ると、へその緒が取れたあとに血のかたまりがついたままでした。そのため、お風呂に入るたびに血のかたまりの一部が溶け出て、「また血が出てしまった!」と思われたようです。このケースでは、ご両親がへその緒が取れたあとにふれるのが怖かったとのことで、きちんと洗っていなかったのです。手でやさしく洗うくらいで出血したり、再度へそが開通してバイ菌が入ったりすることはないので、お風呂でよく洗ってくださいね。

また「赤ちゃんのおへそが黒いんです」と心配される方もいますが、へその緒が取れたあとは色素沈着しているので、肌が黒ずんでいることがあります。大人のおへそも同じですよ。ぜひ見てみてくださいね。

A

黒ずみは心配ありません。でべそは様子を見て、臍肉芽は小児科へ。

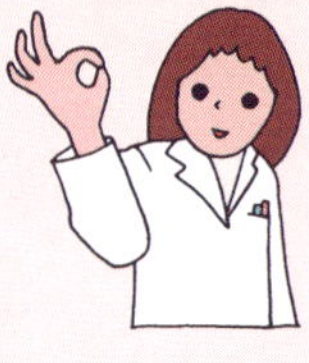

Q 目は見えているでしょうか？

いろいろな研究によると、赤ちゃんの視力は、生後1か月までは光がわかる程度、2か月で0・01、4か月で0・03、6か月で0・06、8か月になると0・1に発達し、両目で立体視できるのは6歳頃だそうです（※1）。

このように赤ちゃんの目は、見えてはいるものの視力は低く、まだ大脳皮質の視覚中枢も充分には発達していないもの。だから目の前に急に何かが来ても、まばたきをしません。このまばたきを「脅迫反射《きょうはく》」と呼ぶのですが、生後2〜3か月くらいまではできないのが普通です。同様に視線を固定してじっと見つめる「固視《こし》」、動くものを目で追う「追視《ついし》」も、まれに早期に見られることもありますが、一般的には生後2か月以降にできるようになるものです。だから生まれてすぐに「脅迫反射」や「固視」、「追視」をしなくても心配ありません。

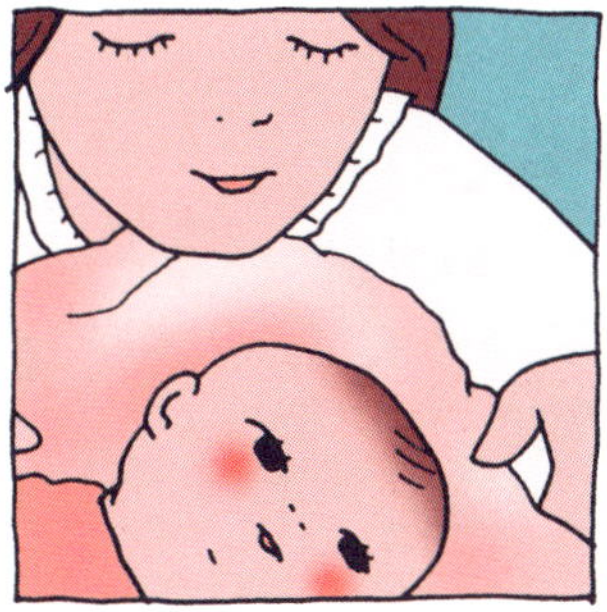

そのほか赤ちゃんの健診をしていると「赤ちゃんの目が寄っている気がします」とか「よく

寄り目になります」と心配されるお母さんがいます。近くの物をよく見ようとすると大人でも目が寄りますが、何かを見つめているわけでもないのに赤ちゃんが寄り目なので、斜視ではないかということを心配しているのですね。

最も多い原因は、赤ちゃんの鼻が低く、目頭のあいだが広く、顔がぷっくりしているために斜視に見えるだけというものです。これを「偽性内斜視《ぎせいないしゃし》」といいます。

本当に異常があるかどうかを確かめるには、赤ちゃんの目から30～40㎝手前の位置からペンライトや懐中電灯で照らし、左右の黒目に映る光を見るのがいちばん簡単です。左右とも眼球の中心にライトの光が映っていれば大丈夫。赤ちゃんがぷっくりしているせいで、斜視に見えているだけです。

また下のイラストのように、赤ちゃんの鼻のつけ根をつまむという方法もあります。両目の内側の皮膚をつまんでみたら、目が寄っていないことが確かめられます。

このふたつをやっても目が寄っている場合には、眼科で診てもらいましょう。目の位置の異常には内斜視、外斜視、上下斜視があり、視力と関連する場合もあります。

それから「赤ちゃんと目が合わない」、「赤ちゃんが目をそらす」ということを心配されるご両親もいます。発達に問題があ

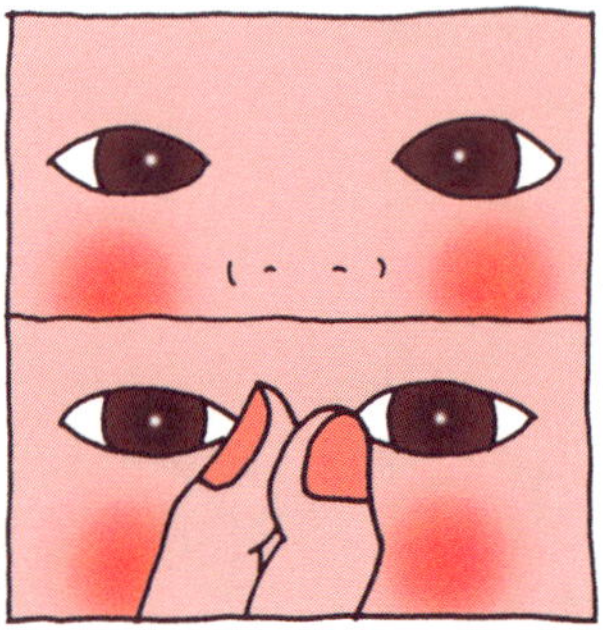

るのではないか、親子の愛着形成ができないのではないか、あるいは自分が赤ちゃんから嫌われているのではないかと悩む方がいるのです。

これについては、すでに判明していることとして以下の4点が発表されています。①日齢5~7の新生児に母親が顔を近づけて話しかけると、子どもは体の運動を止めて母親の顔を見つめる。②週齢7~8の乳児は、目、鼻、口など、顔の一部を凝視する。③月齢3~4の乳児の見つめは、母親が子どもの目を見つめているときに起こりやすく、持続時間も長い。④母親の働きかけが多すぎると、子どもの凝視時間は短くなり、目をそらすことが多くなるということです(※2)。だから、見つめ合うときもあるのなら、働きかけが多すぎるのかもしれません。

また、目が合わない以外のことが正常かどうかで発達の異常かどうかはわかりますし、抱っこしたりあやして遊んだりすれば愛着形成はできますよ。

A 赤ちゃんの目は未完成! 少しずつ機能が備わっていきます。

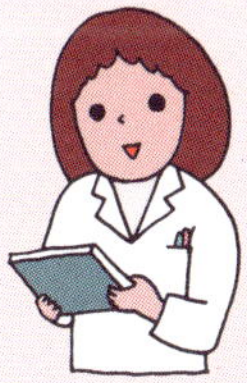

※1 本間洋子『周産期医学』vol.39増刊号 2009 p443-444、西田朗『周産期医学』vol.39増刊号 2009 p465-466
※2 馬場一雄『続・子育ての医学』東京医学社 p25-27

Q 頭の形がいびつです

赤ちゃんの頭の形を心配するご両親は多いですよね。「いびつなままだったら、どうしよう?」なんて。

そもそも赤ちゃんの頭の骨は、下図のような感じになっていて、きっちりつながっていません。しかも、とても軟らかいのです。これにはふたつの理由があります。ひとつはお母さんの産道を通るとき、頭の骨を重ね合わせてコンパクトにしないと出られないから。もうひとつは、生まれてすぐ急成長する脳に骨のほうが合わせないといけないからです。

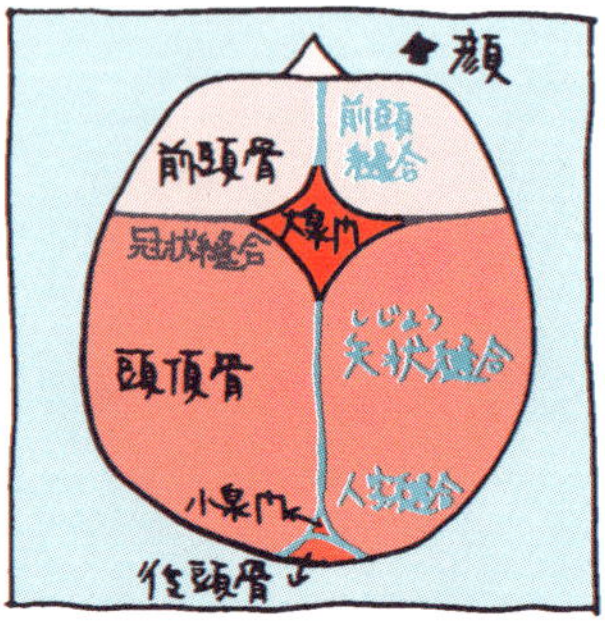

このように頭が軟らかくて骨がくっついていないうえ、生後3か月までの子どもの多くは寝返りができません。さらに子どもによっては、左右どちらかだけを向いてしまう「向きぐせ」がある子もいます。だから頭の変形が目立つのですね。

でも、ほとんどの赤ちゃんの場合は、脳が成長するにつれて、また寝返りしたり、座ったり立ったりができるようになると、だいたい左右対称な形になっていきます。

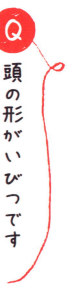

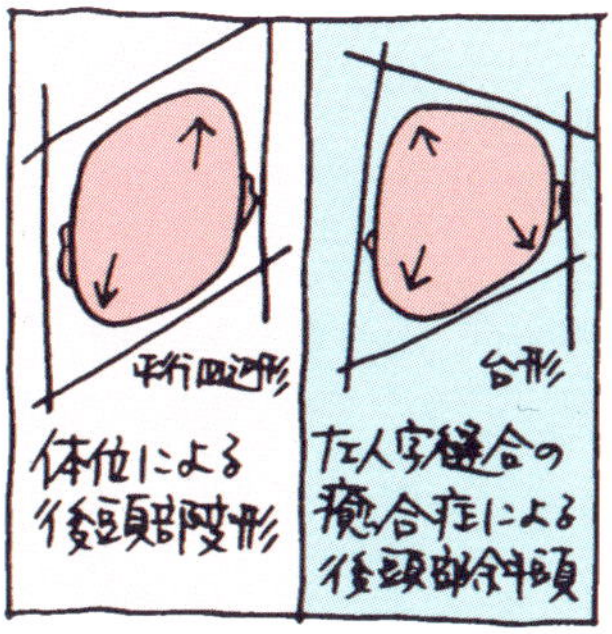

ちなみに小児病院の脳外科医によると、外科的な処置が必要なケースは少ないそう。上図のように乳児に多い「体位による後頭部変形」と、病的な「頭蓋《ずがい》縫合《ほうごう》早期《そうき》癒合症《ゆごうしょう》」とは、形に違いがあるそうです（※1）。

それでも子どもの頭の形を直したい場合、頭の形を矯正する枕やクッションを使う、1日24時間のうちお風呂以外の時間はずっとヘルメットをかぶらせておくなどの療法があるようです。しかし、日本人に多い絶壁頭は、うつぶせ寝で育てても変わらないことが知られているそうです。ということは頭の形を矯正しようとしても、あまり効果を期待できないということになります。気にしすぎず、様子をみましょう。

A

赤ちゃんの頭の形は変わっていくもの。あせらずに様子をみよう。

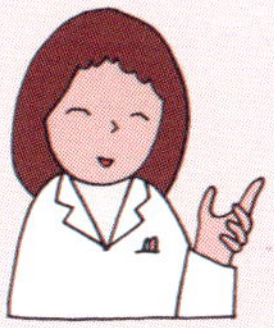

※1 西本博『小児科臨床』vol.62.no.12 2009 p2763-2771

Q 耳の形がおかしいかも⁉

生まれてすぐの赤ちゃんは、耳たぶの上半分が下がっている「折れ耳」になっていることがあります。これはお母さんのお腹の中にいたときに、どこかに耳を押し付ける姿勢でいたことが関係しています。普通は生後数日で治るものです。数日たっても耳が曲がっている場合は、形成外科の先生に装具を使って治してもらうこともあります。

この「折れ耳」以外にも、耳の上部が埋もれている、耳たぶが極端に小さい、耳が大きく変形している、耳の穴がないなどの場合には、耳鼻科の先生に聴力も合わせて検査と診察をしてもらうことになります。

また、耳の前にイボのようなできものが見られることも。これは「副耳《ふくじ》」といって、100人のうち1~2人に発生する病気です。生まれてすぐに糸で縛って取ることもありますが、軟骨が残っているとまたできるので、形成外科で取ってもらいます。

このほか左右の耳の形が違うことはよくあります。もともと人間の体は左右対称ではありま

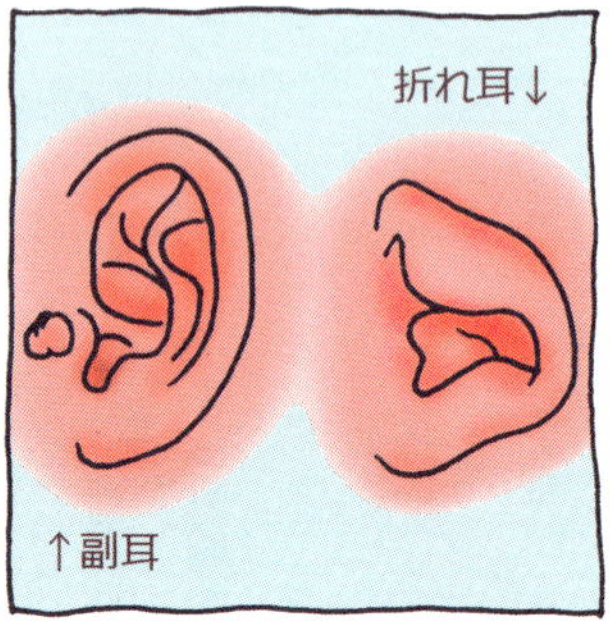

せん。さらに、まだ頭の形が左右対称ではないので、それにともなって耳の形も大きく違っていたり、片側ばかりを向いていると下になっている耳が薄くなり、ジクジクすることも。耳が湿ってジクジクする場合は、蒸れないように反対向きに寝かせ、ひどい場合は小児科や皮膚科で塗り薬をもらいましょう。寝返りをし始めると、左右の耳の形は同じようになっていき、ジクジクもよくなります。

また、たまに赤ちゃんの耳の後ろに丸いグリグリとしたかたまりがあることも。これは、まずリンパ節だと思っていいでしょう。赤ちゃんは皮下組織も髪の毛もごく薄いので目立つだけで問題ありません。ただし、めったにありませんが、かたまりが次第に大きくなってきたり、赤かったり、押すと痛がったりする場合は、小児科に行きましょう。

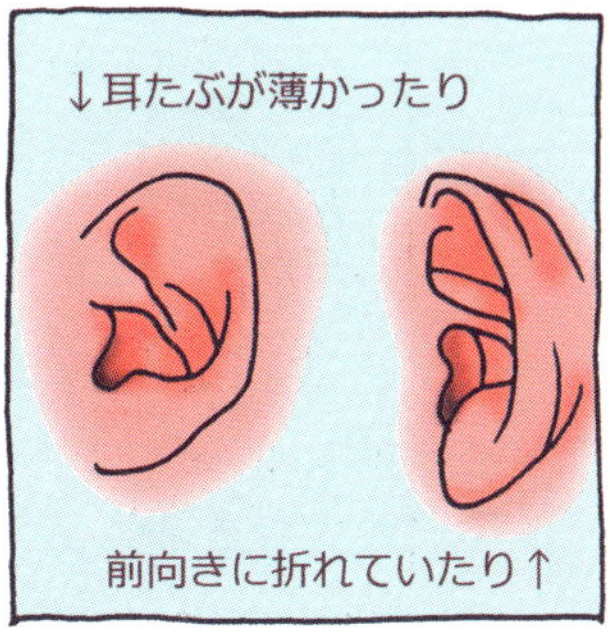

A

右と左で形が違うのは問題なし。心配な場合は、小児科で相談を！

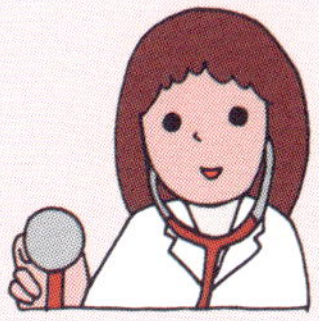

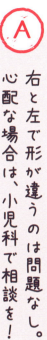

Q 血液型は知っておくべき?

たまに「子どもの血液型を知りたい」という方が来院されます。理由をたずねると、保育園や幼稚園に出す書類に血液型を記入する欄があるからとか、何かあったときに知っておいたほうがいいからという理由のようです。でも各所への提出書類の血液型の欄を埋めなくてはいけないわけではありません。空欄のままでいいのです。緊急に輸血をする場合は、自己申告では危険なので必ず検査をしますから、知らないでいると危険ということはありません。そう説明すると帰られる方もいますが、「それでも知りたいから」という方には、どう伝えてもダメなことがあります。

先日、ほかの先生が赤ちゃんの血液型検査をした結果を、私からお話をする機会がありました。上のお子さんが「血液型ってなーに?」と聞くのに対して、お母さんが「マー君はのんびり屋だって」と教えていて、驚きました。本当に性格占いのための採血だったとしたら問題です。医療に不要な血液型検査は自費ですが、医療機関は必要な人のためにあります。

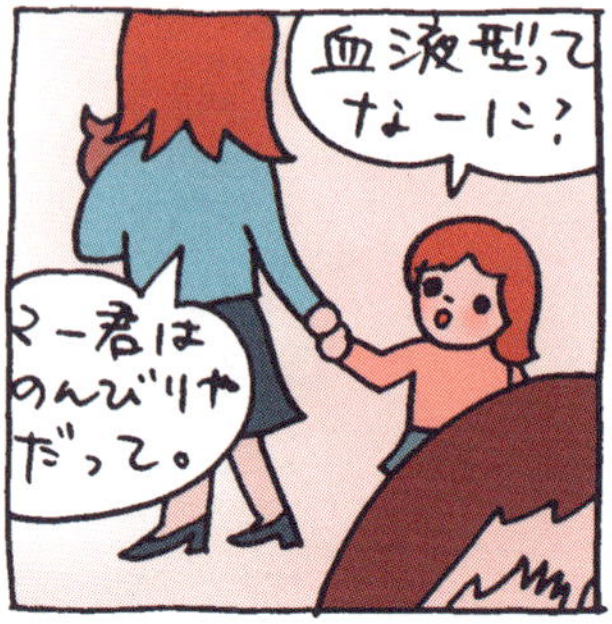

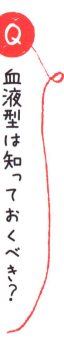

そもそも血液型というのは、一般に赤血球が持っている抗原のタイプのこと。赤血球がA型の人は血清中にB型の抗体を持っており、赤血球がB型の人はA型の抗体を持っているので、同じ血液型なら凝固しませんが、A型とB型の人の血液が混ざるとA型抗原を持つ血球と抗体、B型抗原を持つ血球と抗体が固まってしまいます。そのため、合わない型を輸血すると大変なことになるのです。

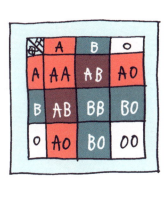

ＡＢＯ型以外にもRh型、Ｄｕｆｆｙ型、ＭＮ型……と約３００種類の分類法があります。ＡＢＯ型だと４種類のタイプしかありませんが、白血球はＨＬＡ型という分類法で数千のタイプに分類できます。こういった血液型と性格の関連は、証明されたことがありません。そのため、日本以外の国では自分の血液型を知らない人もたくさんいるんですよ。

A

血液型を知らなくても大丈夫！不要な検査は控えよう。

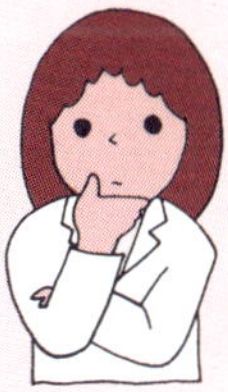

② 健診のいろいろ

『素敵な笑顔』

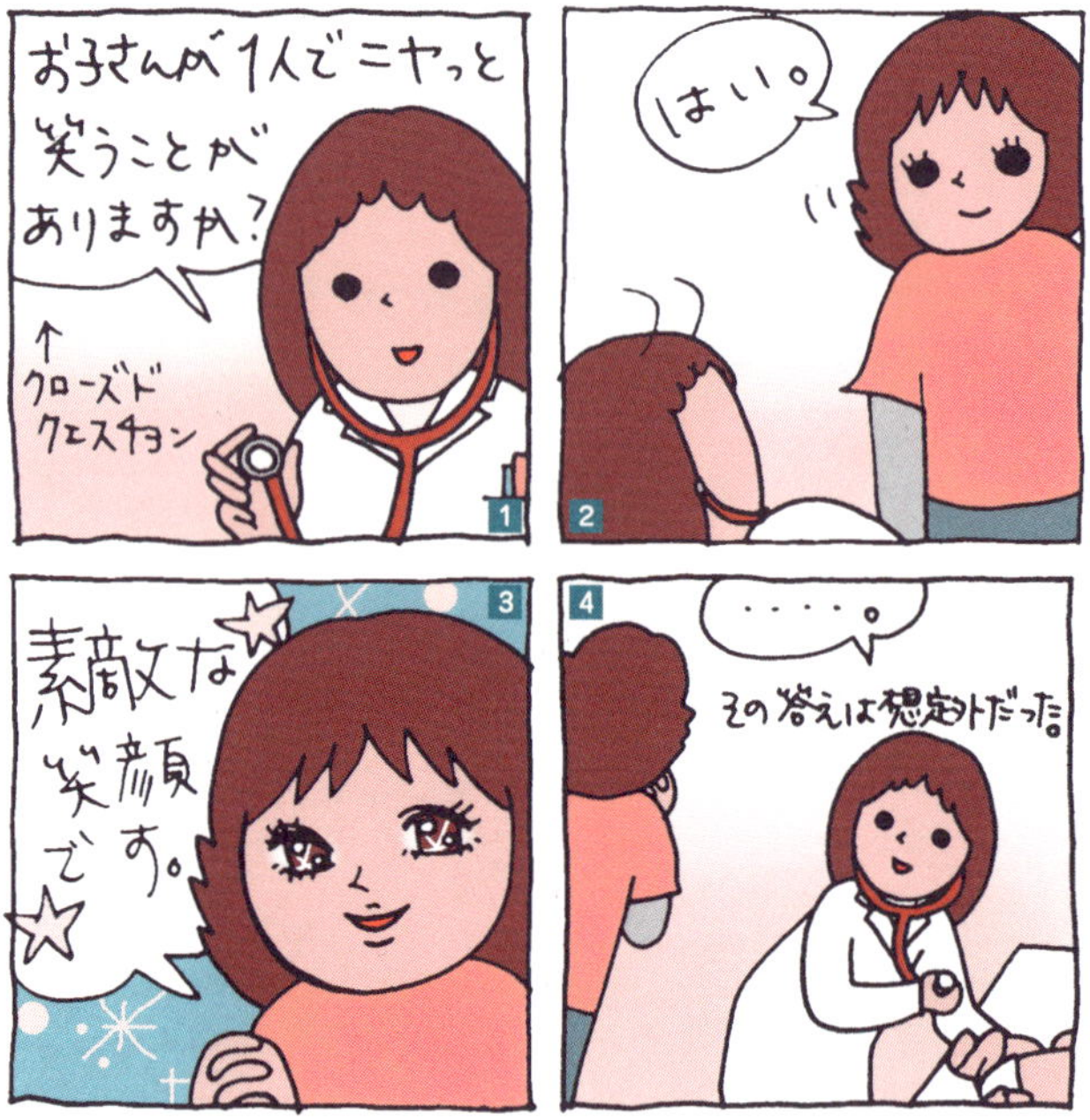

お子さんが1人でニヤっと笑うことがありますか？
↑クローズドクエスチョン
はい。
素敵な笑顔です。
・・・・。
その答えは想定外だった。

小児科では、病気の子どもの診察だけでなく、健診（乳幼児健康診査）も行っています。健診は、乳幼児の成長や発達、病気の有無を確認するために、とても大切なものです。

その健診では、簡単に答えられる型通りの「クローズドクエスチョン」をしてから、何でも聞いてくださいという「オープンクエスチョン」を投げかけるのが一般的です。

例えば、まず「お子さんは、ひとり笑いしますか？」「音が聞こえてビックリしますか？」「光に反応しますか？」「うんちは毎日出ていますか？何色ですか？」などのクローズドクエスチョンをします。そして最後に「気になること、聞きたいことはないですか？」などというオープンクエスチョンをするというわけです。

クローズドクエスチョンは、質問の種類や順番が決まっています。だから長年やっていると無意識に質問し、答えを聞くというのに慣れてしまうので、上のまんがのように予期しない返答を聞くと一瞬かたまってしまうのです。でも、その後、きっと私も素敵な笑顔になっていたのではないかなと思います。

第2章
食事のこと

Q 母乳に食べたものの味が出る？

「おいしい母乳」「まずい母乳」ってよく目や耳にしますよね。どうも世の中には食べたものの味が、そのまま母乳に出ると信じている方たちがいるようです。そこで、食事と母乳の味の関係について書くことにします。

まず、味とは何でしょうか。味の正体はイオン、糖、ペプチド、アミノ酸、タンパク質です。これらの成分を混ぜ合わせることによって、いかなる味も人工的に作り出すことができます。

私たちが食べものを口に入れると、舌や軟口蓋《なんこうがい》、咽頭部《いんとうぶ》などにある味蕾《みらい》で味を感知します。この味蕾が、味の正体である各成分による刺激を電気信号に変え、味覚神経を通して脳へと伝えることで、味を認識できるというわけ。「必要なもの＝おいしい」「有害なもの＝まずい」と感じるようになっているので、今の自分に何が必要で、目の前にあるものは体に悪くないかということを、いちいち判断しなくてもすんでいるわけですね。

こうして私たちが食べたものは食道や胃、腸などの消化管で消化されます。でんぷんは糖に、

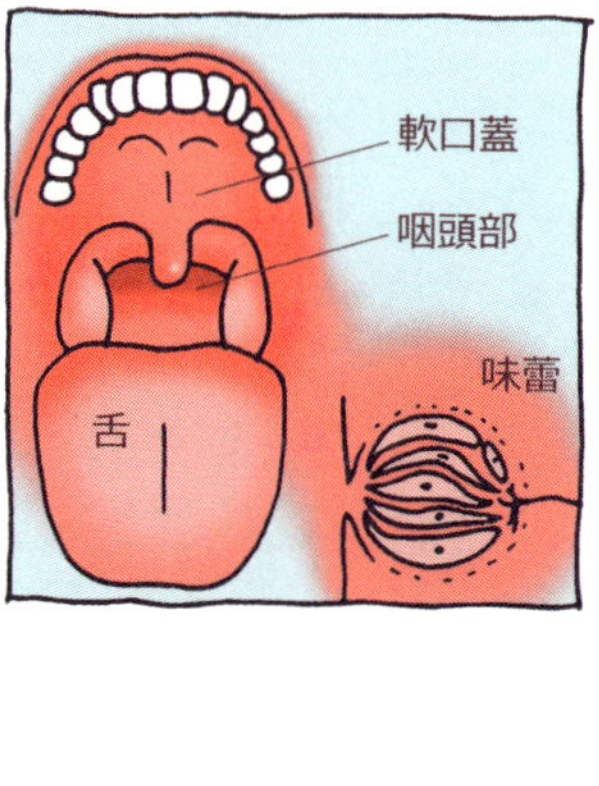

タンパク質はアミノ酸に、脂肪は脂肪酸とグリセロールに細かく分解されます。そして糖とアミノ酸は、消化管から肝門脈《かんもんみゃく》を通って肝臓で代謝され、肝静脈を通って心臓へ。脂肪は再合成されてリンパ管から胸管を通って静脈に入って心臓へ。そして、どちらも全身へと送られます。

一方、母乳はどのようにしてできるのでしょうか？　母乳は、母体の内胸動脈と側胸動脈から送られた血液を材料に、おっぱいの中にある乳腺体《にゅうせんたい》で作られます。消化された栄養を運ぶ肝門脈やリンパ管と直接つながっているわけではないので、食べたものがそのまま母乳になることはありません。

それから、私たちの体は周囲の環境が変わっても、いつも同じ状態を保てるようにできています。これを恒常性《こうじょうせい》と言います。寒くても暑くても体温が一定に保たれるのと同じように、塩分を多く摂っても血液はしょっぱくならないし、糖分を多く摂っても血液は一定以上に甘くならないのです。血液中の脂肪酸は食べたものの組成を反映しますが、母乳中の脂肪量はそれほど変わりません。体内の酸性、アルカリ性というのも一定に保たれています。

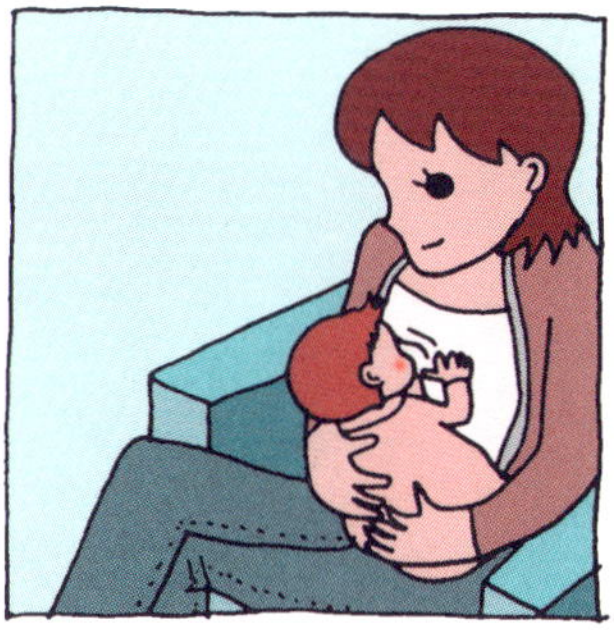

母乳の恒常性はどのくらい保たれるかというと、栄養状態が違う北欧とアフリカの母親の母乳を分析して比べた結果がほぼ同じであったほど（※1）。母体には本来、自分の体を犠牲にして

でも母乳の量と成分を維持する保証機構があるんですね。だから、少し栄養が不足していても、ほぼ同じ結果になったわけです。

　しかし、極端な場合は話が別です。例えば厳格なベジタリアンで、動物性タンパク質をほとんど摂っていない場合、母乳のタンパク質の濃度は低くなる傾向にあるそうです（※2）。また逆に1日40～50ｇのタンパク質の摂取量を１００～１６５ｇと極端に増やした場合、母乳中のタンパク質濃度は上がるそうです（※3）。ただし2～3倍量のタンパク質を毎日摂って、やっと統計的に有意になる程度の増加です。

　母乳中の脂肪濃度については、授乳期間中の母親の食事よりも、妊娠中の最大体重時のＢＭＩ値がかかわっているようです。つまり妊娠中に蓄積された脂肪量が多いほど、母乳の脂肪濃度が高くなると考えられるそう（※4）。母乳中の糖である乳糖の濃度については、食事による炭水化物の摂取量を変えても、まったく変わらなかったようです（※5）。さらに母乳中のカルシウムや鉄の濃度は、母親がカルシウム剤や鉄剤を摂っていても、変わりません。なので、鉄剤を飲んでいるお母さんの母乳が鉄臭くなるということもないわけです。ということは、それほど簡単に母乳の味が変わることはなさそうですね。

　それなのに実際には「ママが食べたものの味が、ダイレクトに母乳にあらわれます」などと堂々と書いている母乳指導のサイトや本がたくさんあります。おいしい母乳だと赤ちゃんがよろこんで、まずい母乳だと嫌がって飲まないとか……。どういう意味なのか、とても疑問です。

お母さんが何を食べると母乳がおいしくなり、何を食べるとまずくなるということも科学的に証明されていません。味覚センサーを使った研究論文でも違いは出ていないようです。味の評価、赤ちゃんがよろこんでいるかどうかの判断には必ず主観が入るので、客観的に評価するのは難しいこと。偏った内容でなければ大丈夫なので、ふだん通りの食事をしてくださいね。

A 母乳の味は、それほど変わりません。偏食しないで普通の食事を！

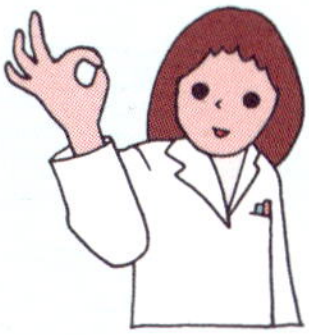

※1 Lonnerdal BO. In: Hamosh M, GoldmanAS (eds), Human Lactation 2, Plenum Press,1986. p301-323
※2 米山京子『日本公衆衛生雑誌』vol.41.no6 1994 p507-517
※3 Forsum et al. Am J Clin Nutr. 1980 Aug; 33(8): 1809-13.
※4 米山京子『小児科』vol.43.no12 2002 p1940-1946
※5 Hytten FE et al: The mammary gland and its secretion. Vol.11,Academic press Inc, New York,1961

Q 授乳中に薬を飲むのはNG？

授乳中は、頭が痛くても、かぜをひいても、いっさい薬を飲まないでがまんするというお母さんも多いようです。ほとんどの薬が母乳に移行するから、そのことを心配されているのですね。でも多くの薬は移行するものの、影響が考えられないほど少量であることも知られています。

WHOは、授乳中のお母さんの薬についてガイドラインを出していますが、一部の薬は母乳への移行量が多かったり、赤ちゃんへの影響が大きかったりするので注意が必要です。また抗がん剤などの場合は、断乳が必要になります。そのほか、抗生剤のテトラサイクリンは歯や骨の色素沈着に関しての安全域がわからないので、授乳中の母親への投与は避けたほうがいいといわれています(※1)。この抗生剤は子どもが摂った場合、生えてくる歯や骨に茶色っぽい色がつくので、通常子どもには処方しません。母乳へ移行するテトラサイクリンの量がどのくらいまでなら、子どもの歯や骨に着色しないかという量がわかっていないから、やめましょうとい

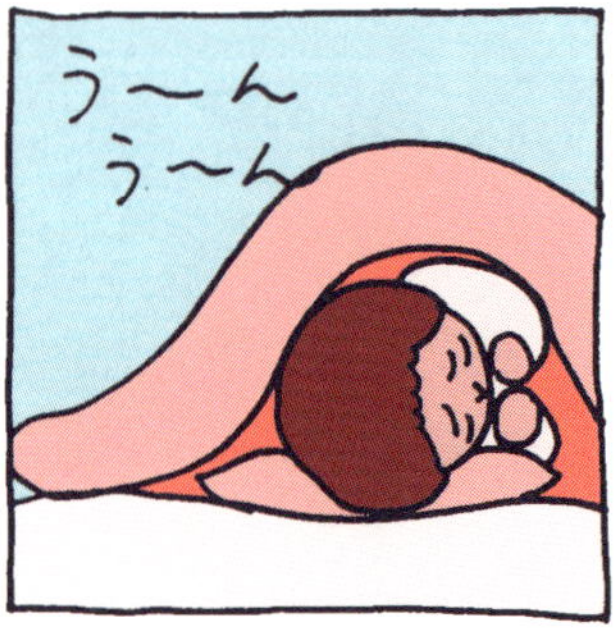

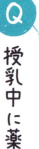

うことです。

それ以外の一般的な抗生剤、胃腸薬、かぜ薬、抗ヒスタミン薬などは、よほどの極量でない限り、差しつかえありません。極量というのは、例えば1日3回の薬を一度に全部飲んでしまうとか、数日分を一日で飲んでしまうというような、指示量をはるかに超えた量です。授乳中であっても医師の指示通り、あるいは市販薬を説明書通りに飲んでいるのであれば問題ありません。薬を飲んでいても母乳をあげていいのです。

ただ、かぜ薬を飲んだからといって、かぜが治るわけではありません。発熱や頭痛などの症状は軽くなるかもしれませんが、客観的に薬が効いたのか自然に治ってきたのか、評価することは困難です。そのため医師や薬剤師といった職業の人の中には、かぜをひいても薬を飲まない人が多いのです。私もかぜをひいたらゆっくり休む、よく寝るということのほうが、かぜ薬を飲むことよりも大事だと思っています。

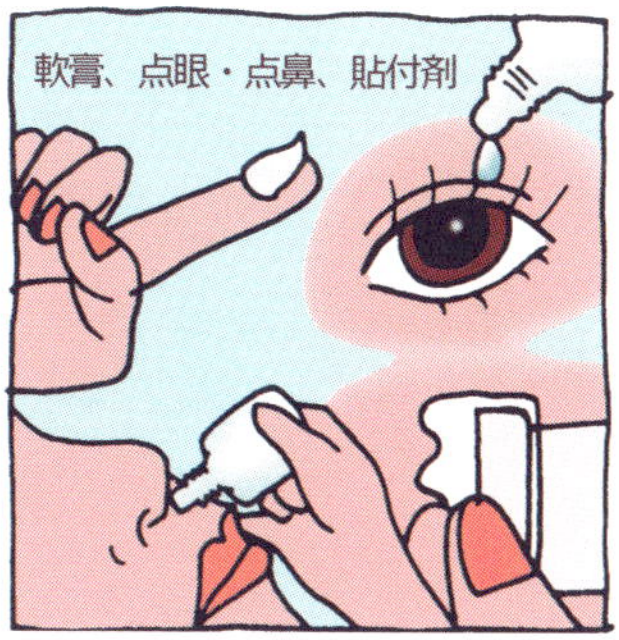

とはいえ、小さな赤ちゃんがいるとゆっくり休むことが難しい場合もありますし、つらい症状をやわらげるために薬を飲むのは決して悪いことではありませんよ。

まして飲む薬でない外用薬の軟膏・クリームなどは主に局所に塗りますから、血中への吸収はごくわずかで、母乳へもほとんど移りません。点眼・点鼻薬は粘膜から吸収されますから、肌に塗るよりも高くなることが考えられますが、局所以外へはごく微量しか移行しないので問題ないでしょう。一方、皮膚に貼るテープ型の薬（気管支拡張薬や冠血管拡張薬など）は、内服による全身投与と同じように考えるべきなので、誤った使い方をしないようにしましょう。

授乳中の薬については、かかりつけ医に相談して決めるのが最もいい方法です。でも基礎知識を得たいという場合は、次ページの表や国立成育医療研究センターのサイト（※2）を参考にしてくださいね。

A 飲んでいい薬と飲んではいけない薬、正しく理解しておきましょう！

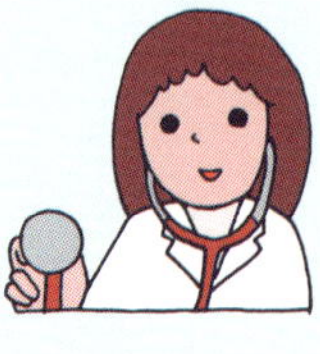

※1 田中敏博『小児内科』vol.42.no10 2010 p1677-1680

※2 国立成育医療研究センター『ママのためのお薬情報』http://www.ncchd.go.jp/kusuri/lactation/index.html

授乳中に飲んでもいい薬

種類	商品名	一般名
解熱鎮痛剤	ピリナジンなど	アセトアミノフェン
	ブルフェンなど	イブプロフェン
	ボルタレンなど	ジクロフェナクナトリウム
鼻水・咳・痰の薬	ポララミンなど	D-クロルフェニラミンマレイン酸塩
	アストミン	ジメルモファンリン酸塩
	メジコン	デキストロメトルファン臭化水素酸塩
	ムコダインなど	L-カルボシステイン
	ムコソルバンなど	アンブロキソール塩酸塩
抗生剤・抗ウイルス剤	サワシリン・パセトシンなど	アモキシシリン
	フロモックスなど	セフカペンピボキシル塩酸塩
	メイアクトなど	セフジトレンピボキシル
	クラリス・クラリシッドなど	クラリスロマイシン
	ジスロマック	アジスロマイシン水和物
	タミフル	オセルタミビル酸塩
	バルトレックス	バラシクロビル塩酸塩
便秘薬	酸化マグネシウムなど	酸化マグネシウム
	プルゼニド・アローゼンなど	センナ
下痢の薬	ロペミンなど	ロペラミド塩酸塩
胃腸症状の薬	ガスターなど	ファモチジン
偏頭痛の薬	レルパックス	エレトリプタン臭化水素酸塩
喘息の薬	フルナーゼ・フルタイドなど	フルチカゾンプロピオン酸エステル
	パルミコート	ブデソニド
	テオドール・テオロングなど	テオフィリン
	キプレス・シングレア	モンテカルスト
花粉症・アトピー性皮膚炎の薬	アレグラ	フェキソフェナジン塩酸塩
	アレロック	オロパタジン塩酸塩
	クラリチンなど	ロラタジン
	オノンなど	プランルカスト水和物

授乳中に飲んではいけない薬

種類	一般名の例	デメリット
抗癌剤・免疫抑制剤の一部	メトトレキセート、エンドキサン、サンディミュン	細胞毒性が高い
向精神薬の一部	ウィンタミン、セレネース、トリフロペラジン	傾眠傾向、発達障害など
放射性同位体元素	^{131}I、^{64}Cu、^{67}Ga、^{111}In、^{99m}Tc	甲状腺機能低下、発癌性など
依存性の高い薬物	覚せい剤・コカイン・麻薬	易刺激性、嘔吐、下痢など

※放射性同位体元素というのは、検査や放射線治療で使う医療用の放射性物質のこと。

Q 授乳中の嗜好品はダメ？

嗜好品《しこうひん》については、あまり外来で聞かれたことがありません。

多くのお母さんたちは本やネットで調べたりしているのかなと思っていたのですが、「赤ちゃんによくないかも……」とがまんしているのかもしれませんね。聞くところによると、ネット上の相談サイトでは、少量の嗜好品に手を出したお母さんが、医者ではなく一般の人に「母親失格」の烙印を押されることもあるそうです。でも、なんでもダメなわけではないので、代表的な嗜好品について書いておきます。

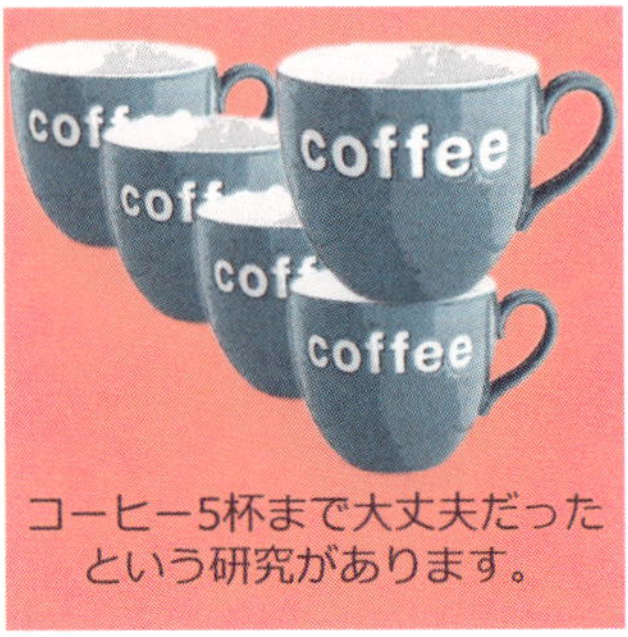

コーヒー5杯まで大丈夫だったという研究があります。

●コーヒー

コーヒーは、主成分であるカフェインが問題になります。

1日10杯以上のコーヒーを飲むお母さんが授乳した赤ちゃんは、落ち着きがない、眠りが浅いなどのカフェインによる中枢神経刺激症状が認められたという報告も。一方で1日5杯までなら影響がなかったという研究結果もあり、その程度なら赤ちゃんに悪い影響はないといえるでしょう(※1)。

●タバコ

タバコには、ニコチンや、その代謝産物のコチニン、一酸化炭素、タール、アンモニアなど、約4000種類の有害物質が含まれています。

母乳への影響は、ニコチンとコチニンについてだけ研究されています。ニコチンは、お母さんの血中濃度よりも母乳中のほうが約1・5～3倍も高くなります。お母さんがタバコを1本吸ってすぐに授乳すると、体重が少ない赤ちゃんは、大人が1本吸ったのと同じくらいのニコチンを口から摂取することになります(※2)。お母さんが吸うタバコの本数が多ければ多いほど、その母乳を飲む赤ちゃんが摂るニコチン量は増えるのです。

さらには、そのほかの発がん性物質を含む4000種類の有害物質も、お母さんが吸うタバコの本数に比例して赤ちゃんの体内に入ります。

また、お母さんが喫煙していなくても、赤ちゃんは周囲の人が吸ったタバコの副流煙によって、安全でないレベルの一酸化炭素、たくさんのアレルゲンを吸入し、「呼吸器感染症」のリスクが増加(※3)。「突然死症候群（SIDS）」の危険性も上がります。

だから、できることならば妊娠を希望した時点で、お母さんも家族もタバコをやめたほうがいいのです。禁煙はいつ始めても、お母さん自身にも赤ちゃんにも効果があります。ちなみにガムやパッチなどの禁煙補助薬は、喫煙よりも悪い影響が少ないと考えられているので、少量を使いながらやめてもいいでしょう。

そして、どうしてもタバコをやめられなくても、赤ちゃんに母乳をあげるメリットはあります。母が喫煙者で母乳育児の場合と母が喫煙者で人工ミルク育児の場合を比べると、母乳育児のほうが「急性期呼吸器感染症」のリスクが1／7だったという研究結果もあります(※4)。「タバコをがまんできないから、母乳をやめる」という方がいるかもしれないけど、タバコを吸っていても母乳は大事です。せめて本数を減らす、喫煙は授乳直後にして次の授乳までに間隔を開ける、子どもと同じ部屋では吸わないなどの工夫をしましょう。

●アルコール

分子量が小さいアルコールは、母乳に移行します。そして赤ちゃんはアルコールの代謝が遅いので、慢性的に飲酒しているお母さんに母乳で育てられる子どもは、意外と高濃度のアルコールにさらされている危険性があるのです。アルコールによる子どもへの影響は、急性では傾眠傾向、慢性では認知能力低下、成長障害があります。

血液中のアルコールの代謝には、量にもよりますが最低でも2時間はかかるもの。水分を多めに摂ったり、搾乳《さくにゅう》して捨てたりしても、母乳中のアルコール濃度を低下させることはできません。そのため母乳育児中のお母さんは、アルコールを1単位（20g）以上、摂取しないように勧告されています（※5）。アルコール1単位とは、日本酒1合、ウィスキーダブル1杯（60㎖）、ビール中瓶1本（500㎖）、7％のサワー類1缶（350㎖）、ワイン1〜2杯（200㎖）です。

授乳期間は長く続きますから、ちょっとだけアルコールを飲むのも気分転換になっていいかもしれません。また最近は、いろいろなノンアルコールビールやノンアルコールサワーがあるので、それらをじょうずに使うといいですね。

●ケーキやお菓子

乳腺炎を心配して、脂肪分の多いケーキやお菓子は「食べてはいけない」と思っている人が多いと思います。

でも、乳腺炎の原因として明らかになっているのは、おっぱいに母乳が溜まることだけ。授乳が頻繁でない、不適切な抱き方や吸着の仕方で赤ちゃんが母乳をうまく飲めていない、服やおんぶヒモによる圧迫などが原因で、母乳が除去されなかったり溜まったままになったりすると乳管閉塞から乳腺炎になりやすくなるようです（※6）。

一方、動物性脂肪（バターや生クリームなど）の摂取が原因で乳腺炎になることは、医学的に証明されていません（※7）。

たまには甘いものだって食べたくなりますよね。育児をがんばっているお母さんが、ときどきケーキやお菓子を食べて息抜きをしてもバチは当たらないと思いますよ。

A ケーキやお菓子は適量、コーヒーとアルコールは少量ならOK。タバコはやめる努力を！

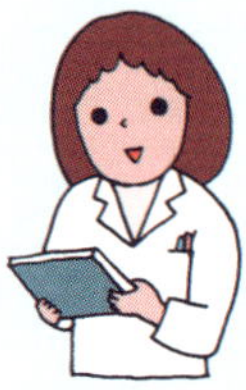

※1 Ryu JE. Dev Pharmacol Ther. 1985; 8(6): p355-63.
※2 Dahlstrom A et al. Acta periatr Scand. 1990 Feb; 79(2): p142-7.
※3 British Medical Association Board of Science and Education & Tobacco Control Resource Center. 2004. Smoking and reproductive life.
※4 Haward CR et al. Clin Perinatol. 1999 Jun; 26(2): p447-78.
※5 McAfee, G. Drugs of abuse and breastfeeding Textbook of human lactation. Hale, TW. et al., eds. Texas, Hale Publishing, 2008, p575-610
※6 政木信子『ペリネイタルケア』2009 夏季増刊 p231-235
※7 井村真澄『母乳育児支援スタンダード』日本ラクテーション・コンサルタント協会編 東京 医学書院 2007 p309-21
山本よしこ『小児科臨床』vol.61.no7 2008 p1367-1373

Q なかなかゲップが出ません

授乳後にゲップをさせる理由って、なんでしょうか？

ミルクの場合は、哺乳瓶の構造上、必ず空気を飲み込みます（※1）。また母乳だと空気は入り込みにくいようですが、扁平《へんぺい》乳頭や陥没《かんぼつ》乳頭の場合、同様に空気を飲み込むこともよくあります（※2）。また赤ちゃんは、泣くときにも空気を飲み込むもの。一般的に赤ちゃんはお腹がすいたら泣いて知らせるので、授乳前にも空気をたくさん飲み込んでいるというわけです。

こうして空気をたくさん飲み込むと、大人でもそうですが、お腹が張って苦しくなります。授乳直後の赤ちゃんのお腹をさわると、大きくふくらんでいて、少し固い感じがすることが多いと思います。これが、お腹が張っている状態です。だからミルクでも母乳でも、授乳のあとはゲップをさせたほうがいいのです。

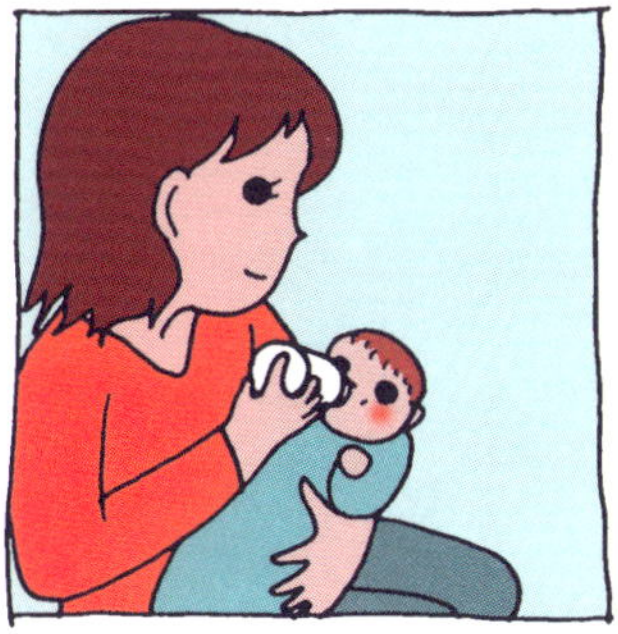

授乳中に赤ちゃんが眠ってしまった場合、ゲップをさせないまま寝かせることがありますよね。すると胃が空気で張ったままなので、胃酸が混ざった母乳やミルクが胃から食道に戻って

きて、「胸焼けがする」「ムカムカする」といった状態になり、赤ちゃんが「う〜」とうなることも。そういうときは縦抱きにすると、重力のおかげで食道内の母乳やミルクが胃に下がりますから、赤ちゃんは楽になります。しかし、ずっと縦抱きしておくわけにはいきませんから、やはりゲップをさせてあげましょう。

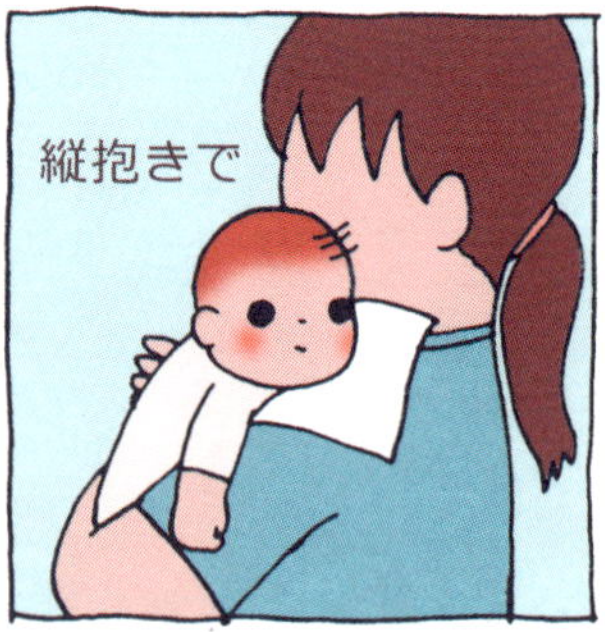

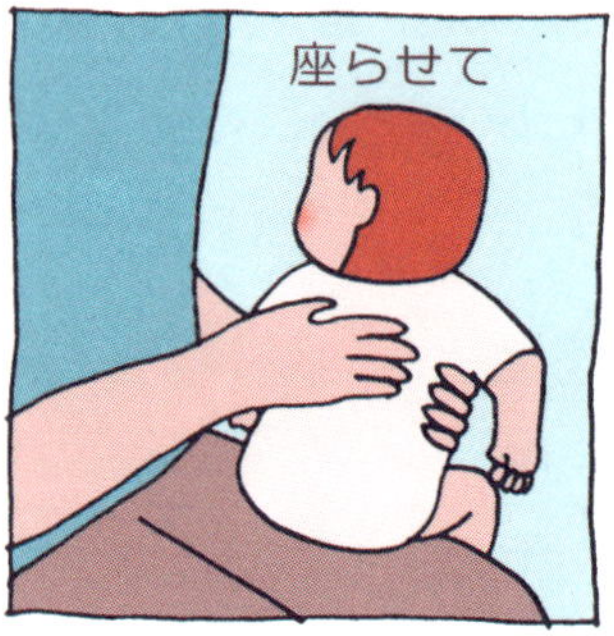

一般的には、縦抱きで背中をトントンとたたいてゲップをさせる方法と、ひざに座らせて背中を下から上へさすってゲップをさせる方法がありますね。初めての育児だったりすると、ものすごく恐る恐るたたくご両親がいますが、首さえしっかり支えておけば大丈夫ですよ。

これらの方法でゲップが出ない場合、うつぶせにしてあげると出やすいです。赤ちゃんの体重が自分のお腹にかかるのと、胃の入り口である噴門が背中のほうを向いているためです。いくらお腹をさすっても、空気は上に溜りますから、仰向けだと出ていかないですね。背中側にある噴門部に空気が移動しないとゲップは出ません。

それでもゲップを出してあげられなくて苦しそうなら、上半身を高くして寝かせてあげるといいです。ハイローチェアとかバウンサーが便利ですが、クッションやバスタオルで角度をつけてもいいですね。首が座っていない赤ちゃんは、角度を上げすぎないように気をつけて。また、ずり落ちたりする危険性もあるので、目を離さないようにしましょう。

しかし、たまたま空気が入らずに飲めた結果、赤ちゃんを横にして寝かせても苦しそうじゃなければ、がんばってゲップをさせる必要はないでしょう。必ず出さないといけないわけではありません。

どのくらいの月齢までゲップをさせるかですが、だいたい生後3～4か月までで、授乳後に苦しそうにしなくなればいいのではと思います。お子さんの様子をみて決めましょう。

A

縦抱きでも座らせてもダメなら、うつぶせにしてみましょう。

※1　関和夫『周産期医学』2009 vol.39増刊 p626
※2　堺武男『ペリネイタルケア』2004 夏季増刊 p170-171

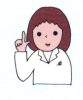

Q 果汁って早めにあげるべき？

ひと昔前は、生後2～3か月になったら、いろいろな味を経験させるために果汁を与えるべきだと言われていましたし、母子手帳にもそういう欄がありました。しかし、今は違います。2007年に厚生労働省が「果汁は栄養不足につながるので必要ない」として、2008年度の母子手帳から「保護者の記録（生後）3～4か月」欄の「薄めた果汁やスープを飲ませていますか」という記述がなくなりました(※1)。

またアメリカ小児科学会が2001年に発表した『子どもに果汁を与えるリスクと適切な摂取方法についての勧告』を見てみると……。果汁は、①生後6か月未満の乳児に栄養学的利益がないこと、②果汁は脱水の治療や下痢の管理の飲料として不適切であること、③果汁の過剰摂取は栄養障害に関係しうること、④果汁の過剰摂取は下痢、鼓腸《こちょう》、腹部膨満、う歯（虫歯）と関係する可能性があると結論づけています(※2)。生後6か月未満の子にとっては、いいことなしじゃないですか！　③については、実際に4か月健診で果

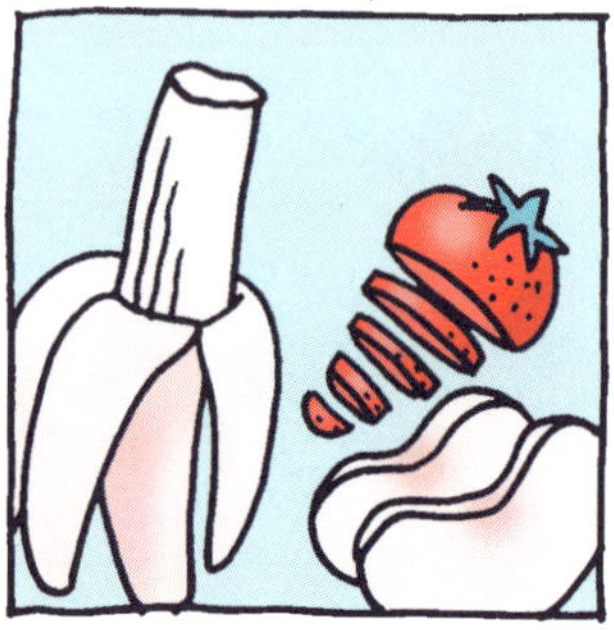

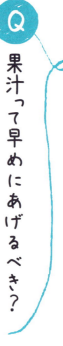

汁・イオン飲料・湯ざましを1日200〜300㎖与えていたために体重増加不良となった子がいたとのこと(※3)。私自身もTwitterで「健診で6か月の子に500㎖のイオン飲料を薄めてあげているという人と会いましたけれど、ダメですよね?」という質問を受けたことがあります。その果汁(またはイオン飲料・湯ざまし)のぶん、母乳やミルクを飲む量が減るので、必要な栄養を摂れず、体重の増加が悪くなってしまうのでダメです。

というわけで、果汁は歯のためにも、危険を避けるためにも早くから与えるべきではなく、離乳食の時期に果物そのものをあげたほうがいいんです。どうしても与えてみたいという場合には、スプーン1〜2杯にしましょう。なお、白湯や野菜スープに関しても、果汁と同様に離乳食の開始前に与える必要はありませんよ。お風呂あがりなどであっても、です。

A 歯のためにも健康のためにも急いで与える必要はありません!

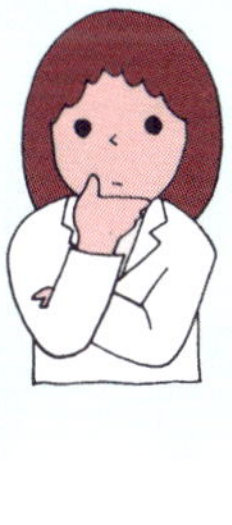

※1 『第25回母乳育児勉強会in松本 資料集』2008 p45-72
※2 アメリカ小児科学会栄養に関する専門委員会『子どもに果汁を与えるリスクと適切な摂取方法についての勧告』2001
※3 水野克己『周産期医学』vol.39増刊 2009 p661-663

Q フォローアップミルクは必要？

「フォローアップミルクって、絶対に飲ませなくちゃいけないんですか？」と聞かれることがあります。

新生児期から飲ませるミルク（乳児用調製粉乳）は、母乳の代わりにあげるものです。だから母乳の含有成分に可能な限り近づけています。一方のフォローアップミルクは、牛乳代わりのようなもの。以前は離乳期に、安くて手軽で栄養のいい牛乳が与えられていました。でも、じつは牛乳だとタンパク質が多すぎて、子どもがアレルギーになる危険性があるし、少なくとも胃腸に負担がかかります。そして牛乳や母乳では鉄分の摂取量が不足するため、まだバランスのよい食事を充分にとるのが難しい離乳期の子どもは貧血に陥りがちです。そこで牛乳よりタンパク質を少なくし、鉄分を強化したフォローアップミルクが登場したというわけです。

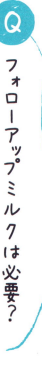

実際に私も救急外来で「かぜだと思います」と受診した赤ちゃんが青白いので血液検査をしたところ、ヘモグロビンが4g／dℓ（普通の1／3くらい）で驚いたことがあります。母乳性

A

離乳食を順調に食べられていれば、飲ませる必要はありません。

貧血でした。ですから、なかなか離乳食をたくさん食べられない場合、離乳期が完了してもミルクをほしがる場合は、フォローアップミルクを飲ませるといいでしょう。

ただし日本で売られているフォローアップミルクは、生後９か月以降に使用するよう１９９０年に日本小児栄養消化器病学会乳児栄養委員会から勧告が出されました。離乳食が３回食べられるようになってからにしましょう。

そして離乳食を順調に食べられていたら、フォローアップミルクは必要ありません。また母乳やミルクしか飲まない場合は、離乳食を食べられるようにがんばりましょう。そのほうがフォローアップミルクを飲ませる努力をするよりもずっといいのです。

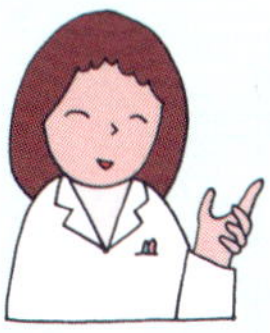

フォローアップミルクと牛乳のタンパク質量の比較

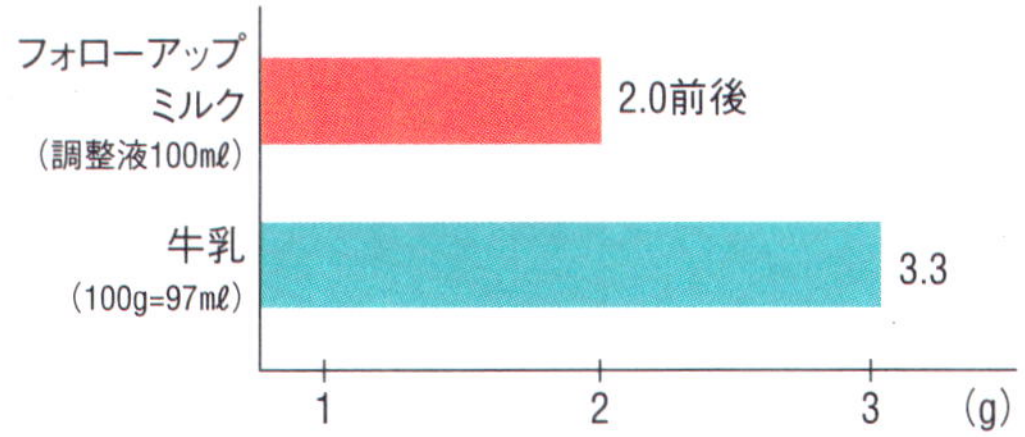

Q 母乳は薄くなっていくもの？

産後半年を過ぎると、よく「もう私の母乳は薄くなっているから……」なんて言う人がいますが、母乳は薄くなるでしょうか？　時間が経つとともに、どんどん薄くなって栄養がなくなっていくものでしょうか？

インターネットで「母乳　薄くなる」を検索するとたくさんの記事が出てきますが、論拠やソースがわかるものはなく、医者が書いたものは見当たりませんでした。一方、医療系の雑誌や医学論文には、科学的な見地から書かれたものがいくつもあります。

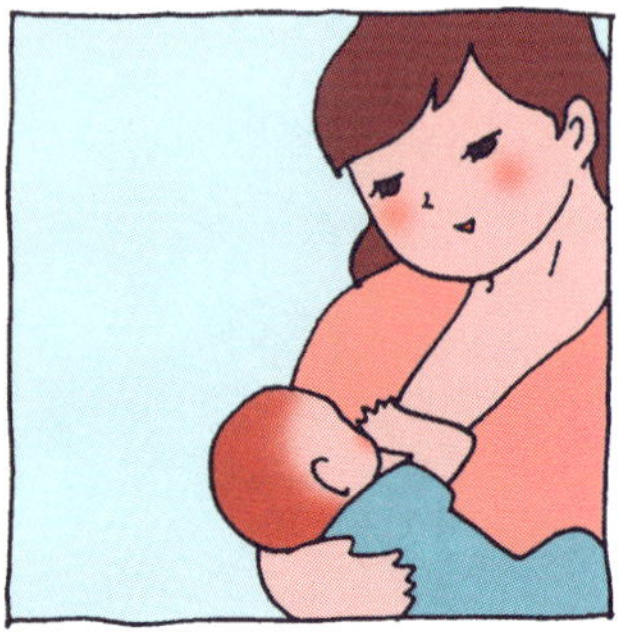

ひとつはホルモン分泌の見地から書かれたもの。それによると母乳は、産後3～4か月で平均800㎖／日くらいの分泌量に達すると、その後の成分と量はほぼ一定になります。その論拠として、産後一年を経たお母さんの体内のプロラクチン値濃度は、成人女性の通常レベル以上であることが挙げられています（※1）。私はこれを読んで、目からウロコが落ちる思いでした。

プロラクチンというホルモンが母乳を分泌させていて、これが一定レベルだから、作られる母乳も変わらないでしょうという話です。納得！

もうひとつ、母乳そのものの研究結果もありました。実際に、産後1～12か月までの26人の女性から母乳を採取し、月齢ごとに分析。その結果、タンパク質は1～6か月までに15～35％減少するものの、その後の減少はごくわずかでした。糖は10か月以降に増加し、カルシウムは6か月以降に減少傾向で、脂肪とエネルギー量は月齢による変動はほとんどなかったとのことです（※2）。

何をもって「薄くなる」とするかですが、タンパク質に関しては、産後すぐと産後6か月以降の母乳を比べれば薄くなっていると言っていいかもしれません。ただし、それ以降6か月の母乳中のタンパク質濃度が0・90g／dℓで、12か月で0・79g／dℓです。統計的には有意ですが、あまり変わらないといえば変わらないと思うのですがどうでしょう？　脳へのダイレクトな栄養である糖、脳を作る材料である脂肪、生きていくのに必要なエネルギー量などは変わらないので、母乳が薄くなっているとは言えないのではないかと思います。

ただ、完全母乳栄養の場合、離乳食を始める5か月頃～離乳食を完了する12か月頃には、カルシウムや鉄、ビタミンが所要量に足りなくなってしまうので、食事で補う必要があるでしょうね。母乳の組成が変わるということよりも、赤ちゃんが成長するにつれて必要な栄養量が増えてくるためです。やはり推奨されている5か月頃には離乳食を始めて、少しずつ母乳から固形の食事へと移行したほうがいいと言えると思います。

そういうわけで、「あなたの母乳は薄いんだから……」「栄養がないんだから……」という理由で母乳をやめるように言う人がいても、根拠がないので気にしないようにしましょう。月齢に見合う1日1〜3回の離乳食を食べさせたうえでなら、赤ちゃんがほしがるだけ授乳を続けたらいいんですよ。ただし食事の前に母乳を与えるのではなく、食後やおやつの時間に母乳をあげてください。

A 母乳は薄くなるとは言えない！ 離乳食を進めながらあげましょう。

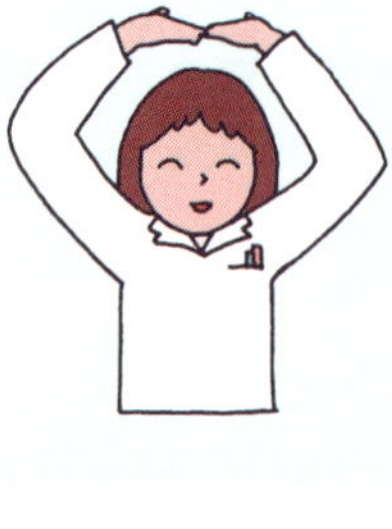

※1　正木宏『ペリネイタルケア』vol.26.no2 2007 p168-169
※2　米山京子他『日本公衆衛生雑誌』vol.42.no7 1995 p472-481

Q 離乳食の開始は遅いほうがいい？

離乳食の開始を遅らせると、子どもの健康にいいし、アレルギーを予防できるという説が広まっています。これは本当でしょうか？

赤ちゃんにとって母乳やミルクは初めのうちは完全栄養食品であり、それだけ飲んでいれば栄養は足りています。でも生後5～6か月になると、カルシウム、鉄、ビタミンなどの栄養成分が必要量を満たさなくなってきます。

そのため日本では1995年に厚生労働省により改定された「離乳の基本」というガイドラインによって、生後5か月頃に離乳食をスタートするのが適当であるとされています。また口に入ったものを舌で出す「押し出し反射」が消失するのも5か月頃なので、赤ちゃんがスプーンを嫌がらなくなる時期と一致するのですね。指針には、きちんとした根拠があるというわけです。

ちなみに、アレルギーを起こしやすいと考えられるハイリスクの赤ちゃんに対し、1）完全

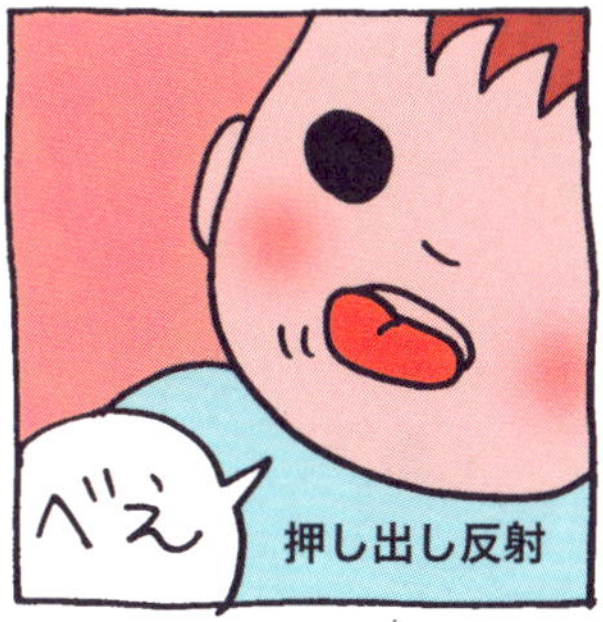

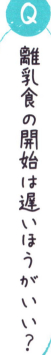

母乳栄養にする、2）離乳食の開始を遅らせる、3）アレルギー性の高い食物（卵・ピーナッツなど）を除去するなどしても、1～3を組み合わせて試しても、アレルギーの発症を抑制できないことがわかってきたそうです[※1]。

また別の研究では、離乳食の開始時期を遅らせすぎると、むしろアレルギーを発症しやすくなるという報告もあります。アレルゲンが腸を通るときに、消化管を介しての耐性誘導効果があり、アレルギーの発症予防になるという可能性もありえるようです[※2]。ということは、離乳食を遅らせるデメリットはあっても、メリットは何もないですね。

そしてアレルギーの原因物質は、口から入ってくるとは限りません。母乳やミルク、離乳食として口から入ってくる以外に、アトピー性皮膚炎などによって肌を守るバリア層がうまく機能していない場合は、肌細胞のすき間から入ってくることもあります。

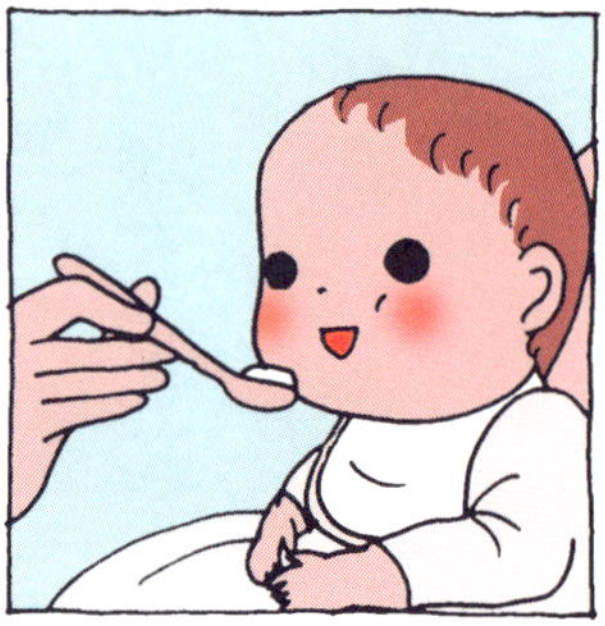

そもそも赤ちゃんに湿疹が出ているときには、もともとの原因が食物でない場合でも、肌の反応が過敏になっているため、何かを食べたときにかゆみが増したり、湿疹が悪化したりするケースもあります[※3]。ですから食物アレルギーを疑う場合は、お母さんだけで判断して赤ちゃんに除去食を与えるのではなく、必ずアレルギー専門の小児科医に診てもらいましょう。

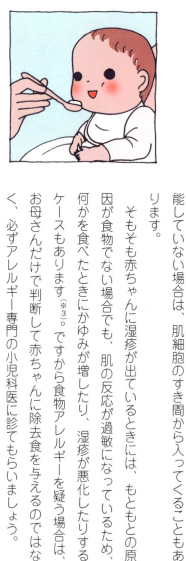

急成長していく赤ちゃんたちには、栄養バランスのとれた食事が必要です。一部の専門家が説く「母乳やミルク以外の物は、アレルギーの原因になるので2歳半までは与えない」、「母乳は動物性だから、野菜や米は与えず、肉や魚などのタンパク質だけを与えよう」などという極端な育児法に惑わされないようにしましょう。

A 離乳食の開始を遅らせるのは、むしろ赤ちゃんの体によくない！

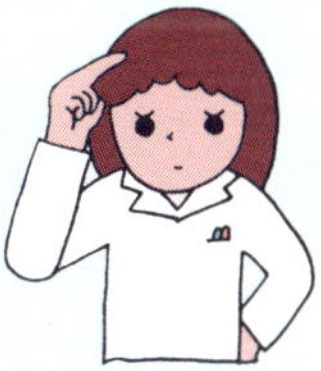

※1 成田雅美『チャイルドヘルス』vol.14.no8 2011 p1457-1461
※2 栗原和幸『食べて治す食物アレルギー 特異的経口耐性誘導(SOTI)』診断と治療社2010
※3 海老澤元宏『厚生労働科学研究班による食物アレルギーの診療の手引き2008』2008
成田雅美『小児科臨床ピクシス7』中山書店 p86-87

③ 医者への質問

『自信を持って！』

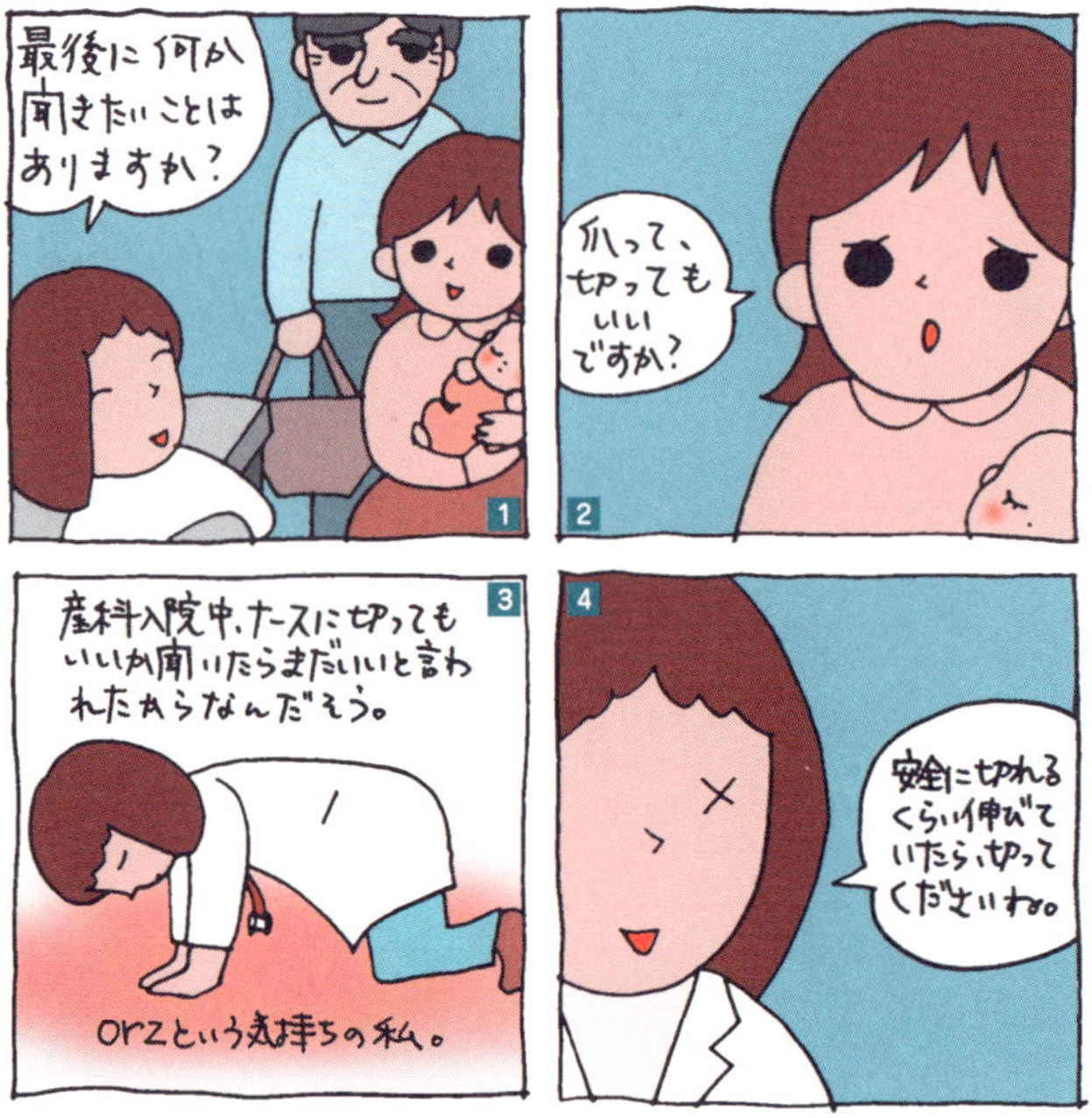
最後に何か聞きたいことはありますか？
爪って、切ってもいいですか？
産科入院中、ナースに切ってもいいか聞いたらまだいいと言われたからなんだそう。
orzという気持ちの私。
安全に切れるくらい伸びていたら、切ってくださいね。

外来では、いろいろと質問されます。「おむつは、いつ大きいサイズに？」、「電車では、抱っことひざに座らせるのと、どっちがいいですか？」など。でも医者は「病気を治す手助けをする者」で、「育児のエキスパート」ではありません。「そういうことは、おばあちゃんに聞いたほうが」と思うのですが、最近はお母さん以上に心配するおばあちゃんが多いようです。これは、女性の初産年齢が上がっているせいかもしれません。昔は50代のうちに孫ができる人が多く、ご自分の育児を覚えている人が多かったはずです。でも今は60～70代になって孫ができる人が多く、忘れてしまうのかもしれません。私は、これを「晩祖母化」と名づけました。また、お子さんがかぜをひいたとき、お母さんのケアが悪いと考えるお父さんがいるのです。子どもは、軽い感染症を繰り返しながら大きくなるものなのに。

だから今のお母さんたちは不安になりやすく、孤独に陥りがちです。間違っていないか、誰かから責められないかと思っている人が多い気がします。でも、大丈夫。私が見る限り、細かい心配をするお母さんほど、ちゃんと育児をしています。むしろ、もう少し自信を持って育児してくださいね。

第3章
ふだんの生活

Q

新生児は、いつから外出OK？

たまに「赤ちゃんは、いつから外出できますか？」と1か月健診で聞かれます。日本では、生後ひと月が経ったら、恐る恐る外に連れ出すのが慣例のようですが、医学的な根拠はありません。つまり、生後ひと月までは外出させたらダメとか、特に決まりごとはないんですよ。

私は「季節や時間帯を選んで、少しずつ外出されたらいかがでしょう」とお話しています。最初は、夏なら涼しい朝や夕方、冬なら暖かい昼間にしたほうがいいと思います。また、大人に比べて赤ちゃんは免疫力が低いので、かぜなどが流行する時期の人ごみは避けたほうが無難ですね。まずは、お母さんの買い物などの用事にちょっと付き合う程度から始めることをおすすめします。そして少しずつ外出の時間を長くして、おむつ替えができる場所や授乳できる場所を探しておけばスムーズでしょう。それほど神経質になる必要はないと思います。

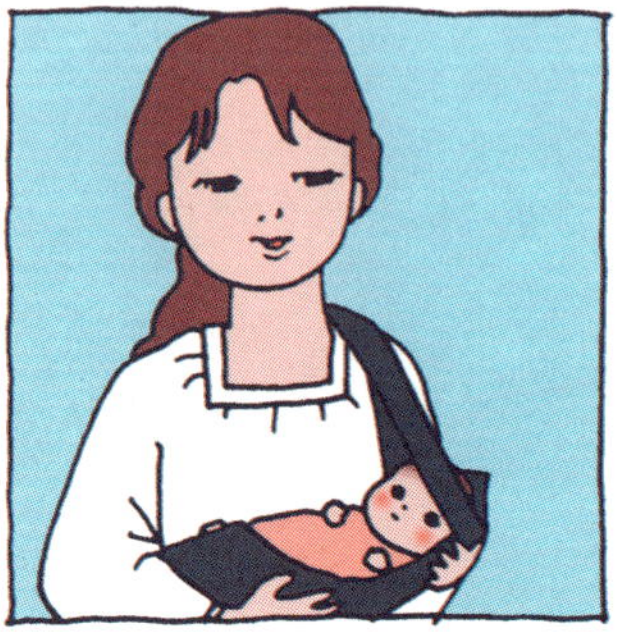

類似した質問で「遠方につれて行くのは、いつからできますか？」というのもあります。例

A

季節や時間帯、場所を選べば、いつからでもいいですよ。

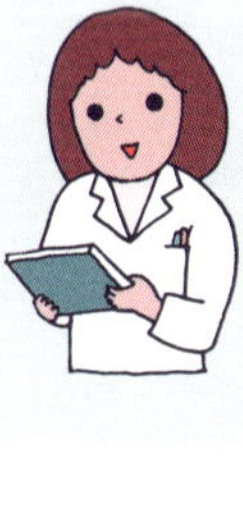

自家用車と公共の乗り物の比較

	自家用車	公共の乗り物
メリット	荷物が多くても乗せられる	時間通りに移動できる
	マイペースに移動できる	おむつ替えがしやすい
デメリット	揺さぶられっこ症候群の危険がある	感染症の危険がある
	渋滞で予定より遅れることがある	まわりの迷惑が気になる
注意点	ベビーシートを正しく設置すること	トイレや多目的室に近い席をとること
	こまめに休憩をとること	乗り継ぎ時間は多めにみておくこと

えば里帰り出産して自宅に戻る場合、実家に遊びに行く場合、旅行などですね。これにも医学的根拠のある答えはありません。「電車と車はどちらがいいですか?」と聞かれることもありますが、これはケースバイケースだと思います。感染症が流行している時期なら車がいいでしょうし、あまりに遠い場合は電車のほうがいいかもしれません。上の表を参考にしてください。「揺さぶられっ子症候群」に関しては、ベビーシートを適切に使い、赤ちゃんが小さくて首が不安定な場合は、タオルなどで隙間を埋めると予防できると思います。

Q おしゃぶりはよくない？

赤ちゃんは生後3か月頃まで、口をつけて吸う「吸啜《きゅうてつ》反射」をします。おっぱいを飲むために自然に備わった原始反射なので、お腹がすいていなくても、口で何かを探すとか吸いつくという動作をするんですね。妊娠中のエコーで、胎児が自分の指をくわえている姿が見られることもあります。

反射が消えても、赤ちゃんはよく何かをくわえて吸おうとします。それは安心感を得るためだと思われます。私がいたNICU（新生児集中治療室）では、赤ちゃんに採血などの痛い処置をしたあと、すぐにおしゃぶりをくわえさせていました。おしゃぶりをくわえさせた場合、くわえさせなかった場合に比べて、心拍数が平常値に戻るまでの時間が短いという研究結果があるからです。

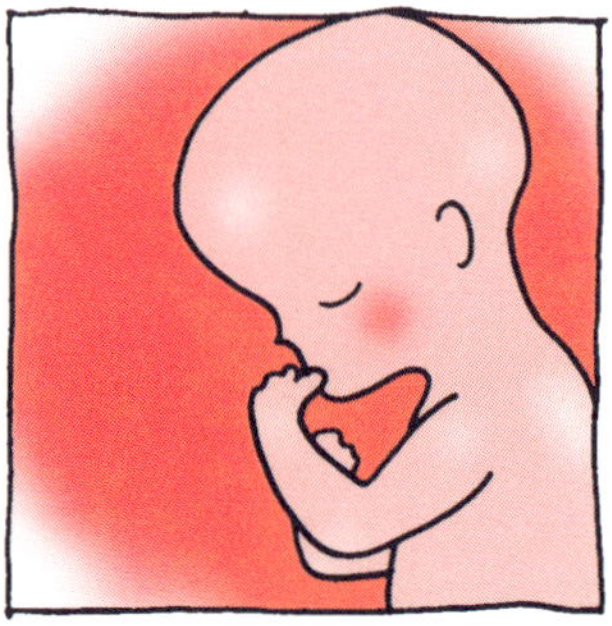

なので「たまに何をしても泣きやまない」と相談されたとき、私はおしゃぶりをすすめています。「こんなに小さい子にやらせてもいいんですか?」と驚かれたりしますが、むしろおしゃ

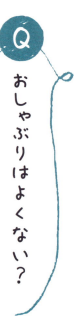

ぶりは赤ちゃんが小さいうちに使うものではないでしょうか。

ただおしゃぶりを嫌がる子もいるし、母乳育児を推進するためには、よいことではないかもしれません。また3歳以上の子が吸い続けていると、永久歯の歯並びに影響することも。でも、どうしても泣きやまないとき、夜はご近所のことが気になるし、日中だって公共の場でおとなしくしてほしいときもあります。そんなとき、おしゃぶりが役立つケースも多いのです。

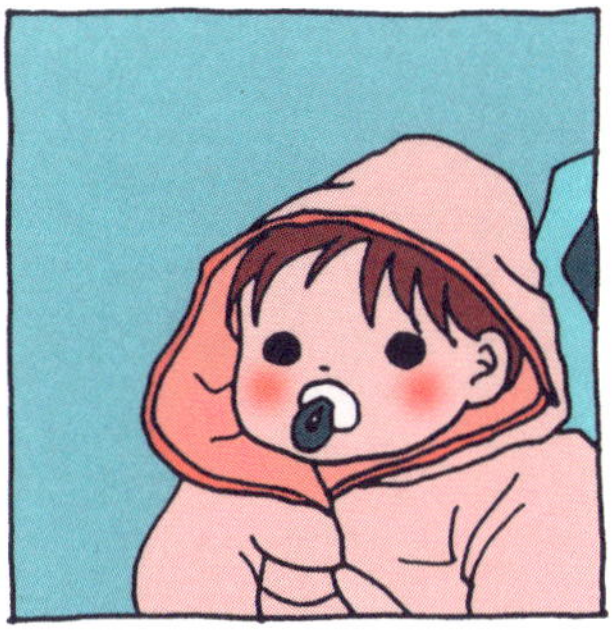

そして、おしゃぶりや指しゃぶりは、やめられなくて困ることは少なく、いつのまにかやめてしまうケースがほとんど。やめられない場合は、お子さん自身ではなく親子関係などが原因であることが多いようです。そういうときは、ひとりで悩まないで信頼できる家族や友人、医師や保健師などに相談しましょう。

A

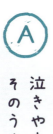

泣きやまないなら試す価値あり！
そのうち自然にやめられます。

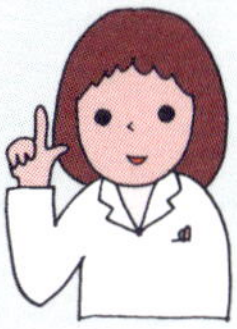

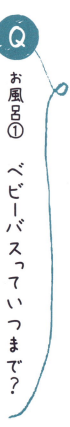

Q お風呂①　ベビーバスっていつまで？

「いつからなら一緒にお風呂に入れますか？」と、よく聞かれます。小児科医が書いた本の中には、「およそ生後1か月、保護者が慣れた頃から、赤ちゃんと一緒に入るのがよい」と書いてあったりしますが、私はちょっと違うと思っています。

以前、私は健診である外国から来ているお母さんに「赤ちゃんは、毎日お風呂に入れていますね？」と当然のように聞いたところ、「いいえ」と言われて狼狽したことがあります。そのお母さんは乾燥した土地で育ち、へその緒が取れるまではお風呂に入れてはいけないと思っていたそうです。たしかにアメリカで出産した私の友人も、へその緒が取れるまでは体を拭くだけにするように病院で言われたそうです。

――赤ちゃんを毎日、お風呂に入れなくてもいいんだ！

私は、遅まきながら目からウロコが落ちました。そもそも赤ちゃんを毎日お風呂に入れるというのはグローバルスタンダードではないでしょうし、ましてやベビーバスは使わない国のほ

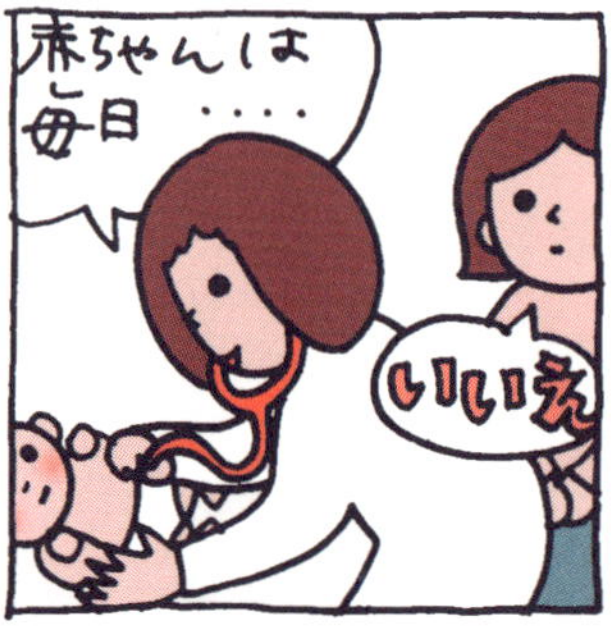

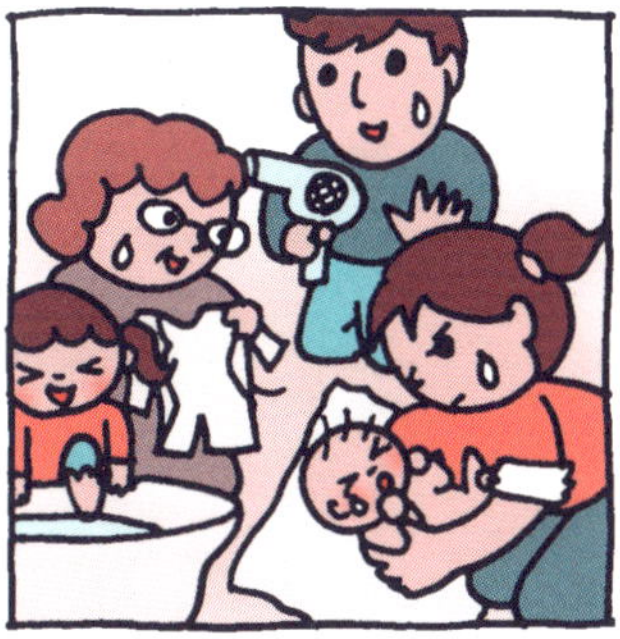

うが多いかもしれません。日本の夏は湿度が高く、汗だくになることがありますから、なるべく洗ってあげたほうがいいでしょう。でも、冬だったらお風呂が必要ではないときもあるでしょうね。「赤ちゃんのお風呂って何時くらいがいいですか?」とも聞かれますが、なるべく深夜じゃないほうがいいだろうというくらいでしょう。

助産師さんによると、ベビーバスを使う習慣があるのは家にお風呂がなかった時代の名残で、しかも便利だから。たまに「ベビーバスに入れるのが大変」という声を聞きますが、それなら使うメリットがありません。お湯がきれいなら大丈夫なので、ぜひ一緒にお風呂に入ってください。ただしお母さんは、産後1か月ほど経って、産婦人科医から許可が出るまでは湯船につかれないので注意しましょう。

Ⓐ 最初からベビーバスを使わないで、一緒に入ってもいいんですよ。

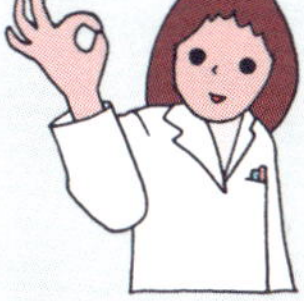

Q お風呂② かぜのときの入浴はダメ？

かぜをひいた赤ちゃんをお風呂に入れるかどうか、迷うお母さん、お父さんは多いようです。

そもそも入浴には、どういう作用があるでしょうか。一般的に脈拍数は、30～40度のぬるいお湯につかると減少し、41～42度の熱いお湯につかると増加します。また呼吸は、入浴すると深くなりますが、長湯をすると浅くなるようです。消化器に関しては入浴によって、腸の動きが少なくなるため、痛みが軽くなります。筋肉に対しては緊張をほぐし、痛みをとる作用があります。特にぬるいお湯にゆっくりつかると、リラックスして、よく眠れるようになります。

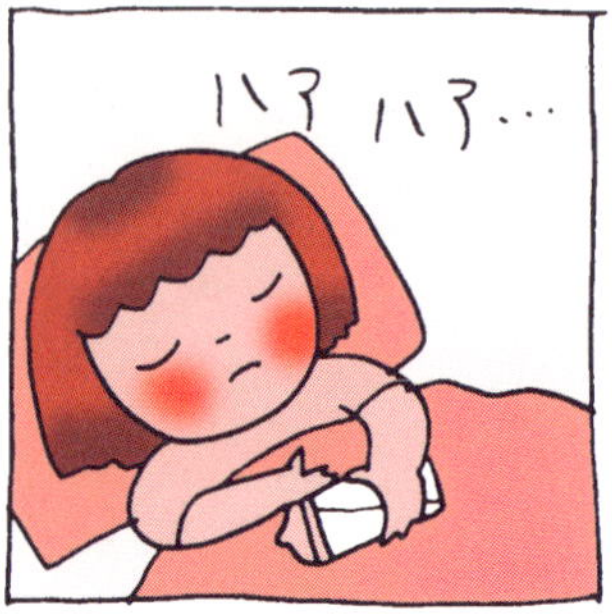

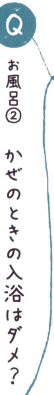

このようにお風呂は、体に負担をかけません。ですからお風呂に入れたせいで、かぜが悪化するということもないでしょう。「かぜのときは入浴を控えたほうがよい」と言われているのは、「つらそうにしているときに、お風呂に入れる必要はない」という意味です。これは熱の高さとは関係ありません。熱が低くても体調が悪くてつらそうなら入れないほうがいいでしょう。

A

熱に関係なく、つらそうでなければ、ぬるめのお風呂にサッと入れよう。

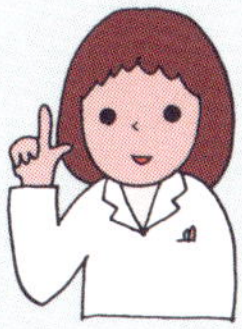

反対に、熱があっても元気いっぱいならお風呂に入れてもいいと思います。これは、お母さんやお父さんが様子をみて決めてあげればいいのです。

ただし熱があるときは、少しぬるめのお湯に短時間つからせるようにしてください。よく「温めてたくさん汗をかかせれば、熱は下がる」と信じている人がいますが、これは間違いです。熱い湯船につからせたり、長風呂させたりすると、体が疲れてしまうだけでなく、体内に熱がこもってつらくなるうえ、ただでさえ発熱によって失いがちな体の水分が汗によって奪われてしまうことに。すると脱水症に陥る危険性があります。同様にお風呂あがりも、湯冷めを心配して、厚着をさせたうえ毛布でぐるぐる巻きにしたりすると、かえってよくないので気をつけましょう。

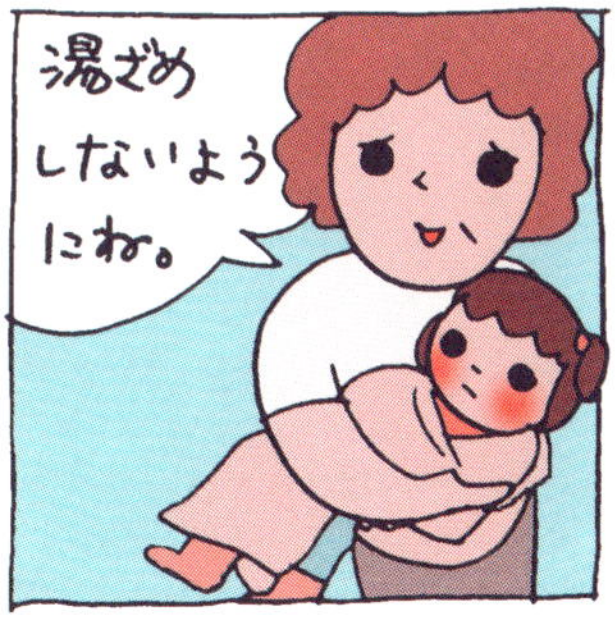

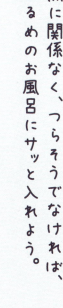

Q どうしても寝てくれません

赤ちゃんが寝ないと親が寝不足になります。これは子育ての中でいちばんつらいことのひとつでしょう。

まず、赤ちゃんは何時間くらい寝るものでしょうか。下の図は月齢／年齢と睡眠時間との関係を示したグラフです（※1）。生後1か月で最も睡眠時間が短い子は約9時間、長い子は19時間のようです。ずいぶん個人差が大きいですね。

睡眠時間は、民族や文化による生活習慣に影響されるので、何時間くらい眠るのが適正なのかということには諸説あります。しかも、新生児は昼夜を問わず寝て起きての繰り返しですし、2歳までの子どもは午前中にも寝ますから、それほどリズムが整うわけではありません。そこで私は、お母さんが朝10～12時に眠気なく元気に活動できるというのが、赤ちゃんの適正な睡眠リズムではないかと考えます。

月齢／年齢と睡眠時間との関係

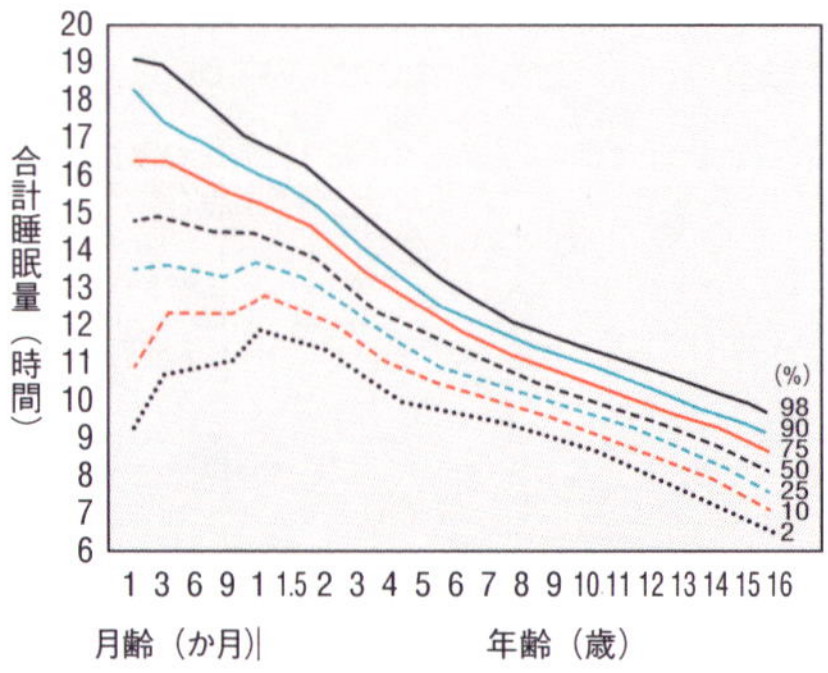

Iglowstein et al. Pediatrics 2003; 111: p302-307.より和訳

ところで睡眠リズムが適正でないと、どうなるでしょう？ 4～6歳の睡眠習慣と行動について、次のA群とB群を比較した研究結果があります。

●A群：B群の条件にひとつもあてはまらない子

●B群：1）21時以降に外出することが週2回以上ある、2）布団に入るのが23時以降になることが週4日以上ある、3）外出先からの帰宅が21時以降になることが週3日以上ある、のひとつ以上にあてはまる子。

その結果、①睡眠時間の長短は結果に影響がない、②B群のほうがA群より問題行動が多い、③遅寝遅起き、生活リズムが不規則であることは問題行動につながる、④寝る時間が早く規則正しいほど問題行動が少ない、ということがわかっています（※2）。

やはり遅寝で不規則な生活だとよくないようです。では、早寝って何時に寝かせることでしょう？ 世界17か国で行われた調査によると、日本の子どもの平均就床時刻は21時17分、最も夜更かしなのは香港で22時17分、最も早寝なのはニュージーランドで19時28分だったそうです。日本の子どもの総睡眠時間は11時間37分で最短、最も長く寝ているのはニュージーランドの13時間18分だったそうです（※3）。だから例えば21時に寝かせると香港では「早いね」ってことになり、ニュージーランドだと

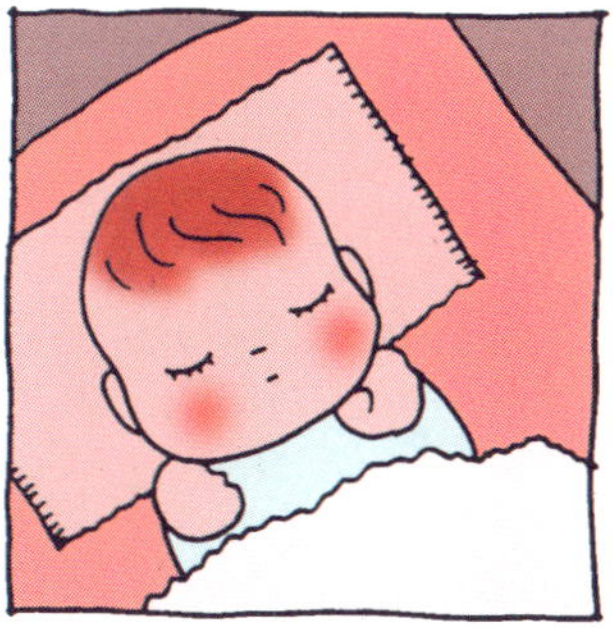

「遅いね」ということになるわけですね。

きっと21時頃には寝かせたいと思う人が多いでしょう。でも働くお母さんだったら、例えば19時に保育園に迎えに行って、晩ごはんやお風呂をすませて……と考えると現実的には難しいですよね。だから生活リズムをどう作るか、どうしたら子どもを快適に寝かせることができるかを考えました。

新生児の場合、部屋が明るくても暗くても、睡眠と覚醒それぞれが占める時間の割合は変わらないようです。一方、3か月の乳児では、部屋を明るくしておくと、暗いときに比べて入眠に時間がかかるそうです(※4)。また、子宮内の音をカセットテープに録音して聞かせても、睡眠への影響はないことがわかっています(※5)。

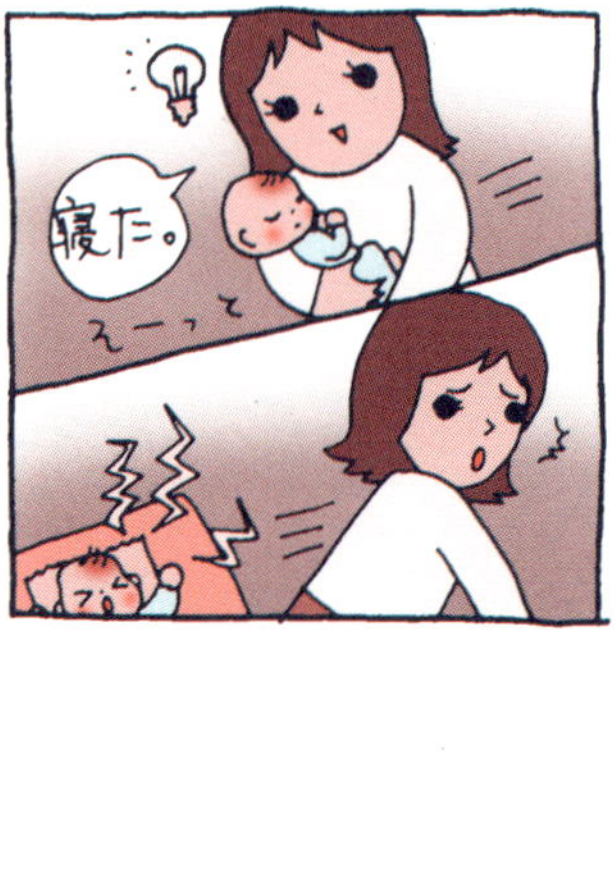

寝具の選び方はどうでしょうか。次の3種類の寝具を比較した研究結果がありました。

●寝具A：掛け布団：ポリエステル（520g）、敷布団：ポリエステル
●寝具B：掛け布団：ウール（900g）、敷布団：ポリエステルにウールの敷きパッド
●寝具C：掛け布団：羽毛（440g）、敷布団：ポリエステルでシリカゲル入り敷きパッド

これらの中で子どもが最もよく眠ったのは、寝具C。掛け布団が軽く、掛け布団も敷き布団もともに通気性がよくて寝具内の湿度が低いからでしょう(※6)。

ちなみに子どもが夜中に起きるかどうかは、父と母の年齢、母の就業の有無、住居形態、子どもの性別、出生順位、身長、体重、カウプ指数（赤ちゃんの身長と体重のバランス）とはまったく関係がないという研究結果もあります。ただし就寝時刻が不規則だと、夜中に起きる確率が高くなるのだとか（※7）。

まとめると、早く寝かせることが難しい場合は、いつも同じ時間に部屋を暗くして、通気性のよい寝具に寝かせるようにすると、よく眠ってくれるようです。

A 毎日、なるべく同じ時間に、眠りやすい環境を整えましょう。

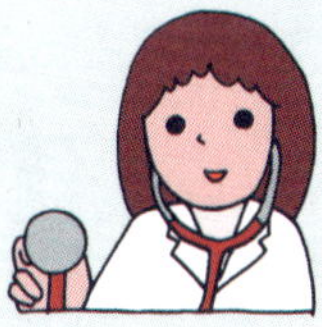

※1 Iglowstein et al. Pediatrics. 2003 Feb; 111(2): p302-7.
※2 神山潤『日本小児科学会雑誌』vol.115.no12 2011 p1870-1879
※3 Mindell et al. Sleep Med 2010 Mar; 11(3): p274-80.
※4 加地はるみ他『日本新生児学会雑誌』vol.22.no3 1986 p586-593
※5 田角勝他『周産期医学』vol.13.no.12, 1983 p1981-1985
※6 赤井由紀子他『医学と生物学』vol.153.no11 2009 p532-538
※7 羽山順子他『日本公衆衛生雑誌』vol.54.no7 2007 p440-446

Q 泣いてばかりいるけど大丈夫？

「子どもが泣きすぎるんですが、大丈夫でしょうか？」と聞かれることがあります。反対に「子どもが泣かないんですが、大丈夫でしょうか？」とも聞かれます。泣かない場合、病気や障害が見つかることもありますが、とてもまれです。どちらかというと、困るのは泣きすぎる場合ですよね。

ある研究によると、生後8日以内の新生児が1日の中で泣いている時間を合計すると、50症例の平均は117分（最長243分、最短48分）だったそう。また生後8〜48日の赤ちゃん42例について、1日に何回泣くかを調べた結果は、平均4回（最少0・6回、最多11・1回）だったということです（※1）。1日に泣いている時間が1時間以内というのと4時間では結構、個人差がありますね。回数も0・6回しか泣かないというのは泣かない日があるということだし、1日に10回以上も泣かれると大変ですね。1日に3時間以上泣く日が1週間に3日以上ある場合を「過剰泣き」とする調査が多いようです（※2）。

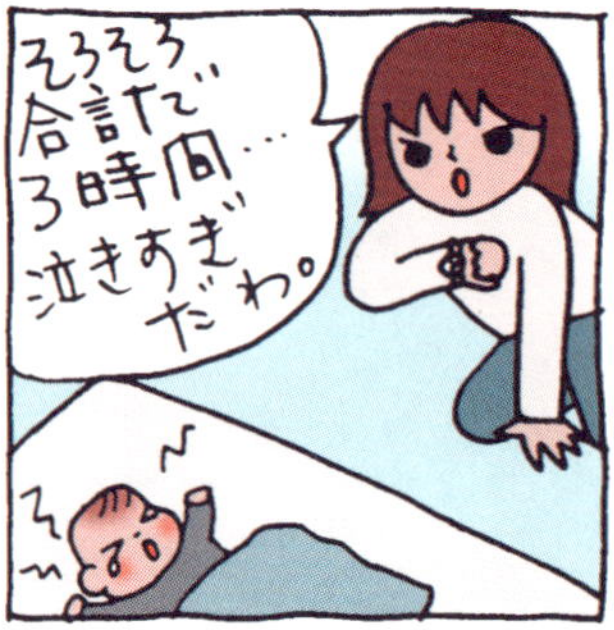

ただ、実際のところお母さんは「そろそろ合計で3時間だから泣きすぎだわ」というように心配するわけではないですね。泣きやまない赤ちゃんにどうしてあげたらいいかわからない、なぜ泣いているのかわからない、どこか悪いのではないかということが心配なんですね。

おむつがきれいで、母乳やミルクも足りていてゲップもし、眠そうでもないのに泣いているとき、赤ちゃんは不安なのかもしれません。手を握らせて胎内にいたときのように大人の身体にくっつけるように抱っこして歩いたり、赤ちゃんの手を口もとに持っていっておしゃぶりさせたりすると、泣きやむという説もあります(※3)。

また親の不安は伝わるので、お母さんが不安だったり、イライラしていたりすると、泣きやまないことも(※4)。ゆったりした気持ちでいるよう心がけましょう。とても疲れているときは、赤ちゃんを安全なところに寝かせて少しだけ離れて休憩したっていいんですよ。泣き疲れて眠ることもあります。

お母さんの中には、赤ちゃんを泣かせることに、とても罪悪感を持ってしまう人が多いようです。しかし、赤ちゃんを泣かせることは、そんなに悪いことでしょうか？　少なくとも体に害があるわけではありません。「泣くのが仕事」といわれるほどだから、泣かせてもいいのではないでしょうか。

そもそも昔の日本の大家族だったら、お母さん以外にも赤ち

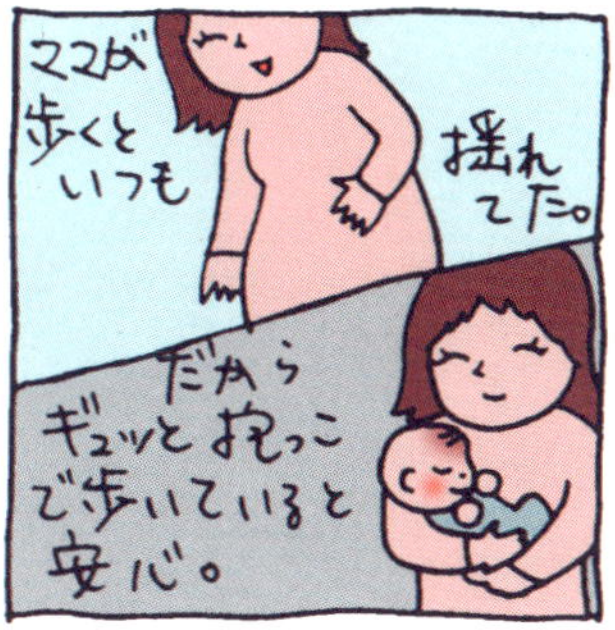
ママが歩くといつも
揺れてた。
だからギュッと抱っこで歩いていると安心。

ゃんの面倒をみてくれる人が家庭内にたくさんいたでしょう。代わるがわる抱っこしてくれる人がいれば、赤ちゃんも泣く機会が少なかったかもしれません。でも、現在は核家族がほとんど。だからお母さんだけがずっと抱っこしっぱなしでは疲れてしまいます。また少しも泣かせないためには、お母さんはお子さんの相手をする以外のことは何もできなくなりますね。自分の着替え、食事、トイレ、入浴をすべてやらないのは、あまり現実的ではないと思います。

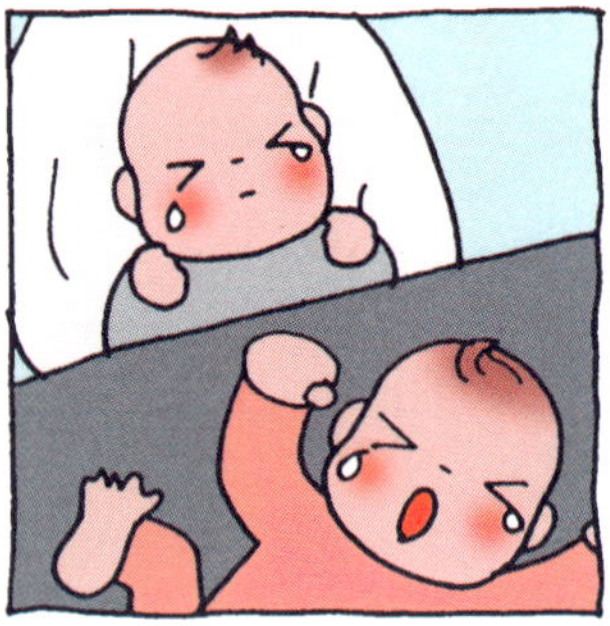

ちなみに、泣きすぎることで「憤怒《ふんぬ》けいれん（泣き入りひきつけ）」になるのではと心配する方もいるようです。憤怒けいれんは生後6か月から5歳までのあいだにみられ、特に1歳半までの子に多いのが特徴で、けいれんを起こしたり顔色が青く（黒く）なる以外にも全身の筋肉が脱力したり、1～2分くらい意識がなくなったりするもの。でも憤怒けいれんは起こさない子のほうが多いし、もしもなったとしても落ち着かせてあげれば大丈夫。後遺症もなく、成長とともに自然に起こさなくなりますよ。

そして泣きやまない赤ちゃんのお世話でくたくたになったお母さんたちには、「赤ちゃんはいつまでも赤ちゃんのままではいないし、育っていくうちに泣かなくなるんですよ」と伝えたいと思います。例えば1日の中で泣いている時間の合計が生後6週間のときに4・4時間の子でも、生後1年の時点では1・5時間になっていたという研究結果もあります(※2)。このほかにも同様の研究もありますし、大きくなっても泣き続けるということはないので、安心してくださいね。また赤ちゃんは泣くものだし、ときには泣いて困らせるものなんだ、ということを知っておいてください。

Ⓐ 少しずつ泣く時間は減ってきます。ぎゅっと抱いたり工夫してみて。

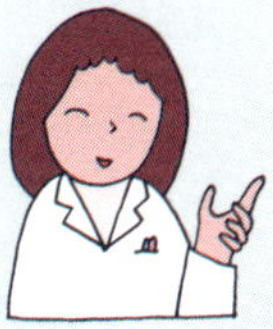

※1 Aldrich CA et al. J Pediatr. 1945 27: p428-435.
※2 BaildamEM et al. Dev Med Child Neurol. 1995 Apr; 37(4): p345-53.
※3 渡辺とよ子『ペリネイタルケア』2008 vol.27 no.5 p451-453
※4 C.トレヴァーセン他『〝乳児期の会話とそれを制御する情動〟自閉症の子どもたち』中野茂他訳 ミネルヴァ書房 2005 p112-141

④ よく見てみよう

『ほくろ』

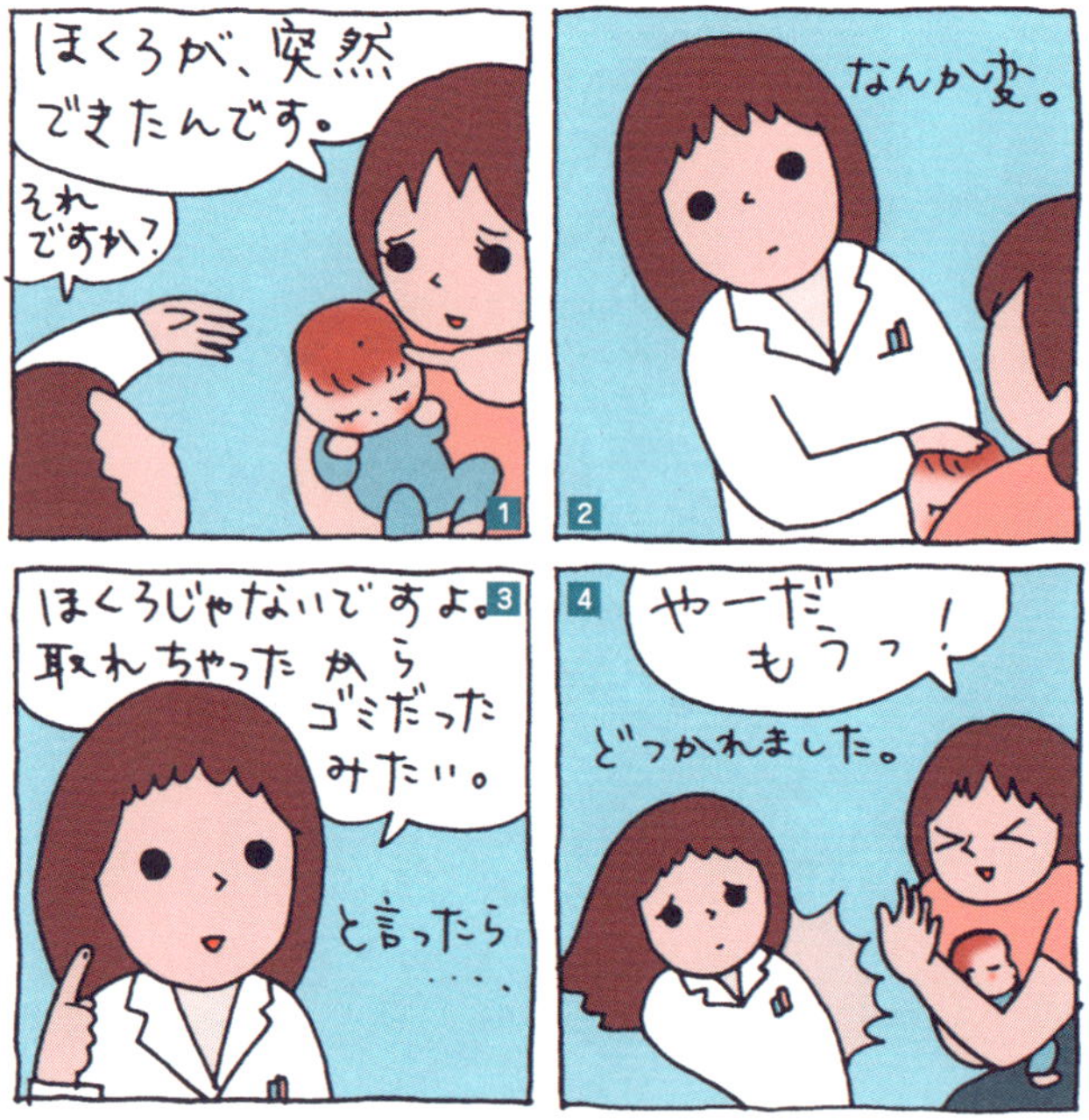
ほくろが、突然できたんです。
それですか？
なんか変。
ほくろじゃないですよ。取れちゃったからゴミだったみたい。
と言ったら……
やーだもうっ！
どつかれました。

ほくろは、生まれてからできることのほうが多く、急に大きくなったり腫れたりしない限りは大丈夫。しかも病院に来る前にさわってみたら、すぐにゴミだとわかって解決したはずです。同じようなケースは、ほかにもたくさんあります。例えば「黄色いかさぶたがびっしりなんです」と脂漏性湿疹のお子さんと来院されたケースでは、私が手で簡単にかさぶたをとったところ、お母さんに「治った！」と言われたことも。

きっとお子さんを大事に思うあまり、恐る恐るふれているのでしょうね。でも病院に行く前に、よく見てさわって確認してみましょう。よっぽど乱暴なことをしなければ、さわったりしたせいで、赤ちゃんがどうにかなることはありえないと思いますよ。

ただし、お母さんがどうしても不安なときは、小児科を受診しましょう。本来、小児科は育児相談の場ではありませんが、背景に育児不安がありそうなとき、私はくわしく話をすることにしています。小児科で相談していいのかどうか迷う場合は、まず区市町村の保健師さんに相談してみてくださいね。

第4章
小さなトラブル

Q

おむつかぶれがひどいんです

おむつかぶれとは、おむつの中の肌が赤くなったり、ブツブツした発疹ができたり、ジクジクしたり、ひどいときには皮がむけてしまう状態です。赤ちゃんが、おしっこをしただけでひどく泣いたり、おむつ替えのときに拭かれるのを嫌がったり、お尻に手をやるときはかぶれていることが多いので、よく見てみましょう。

ところで、おむつかぶれはどうしてできるか、知っていますか？　赤ちゃんがおしっこやうんちをすると、おむつの中の湿度が上がり、肌がふやけます。その肌に排泄物がつくと、うんちに含まれる酵素や細菌、おしっこに含まれる尿素やアンモニアによる刺激でかぶれるのです。赤ちゃんの肌は大人に比べて薄く、肌を守る皮脂の分泌が少ないため、デリケートなのですね。

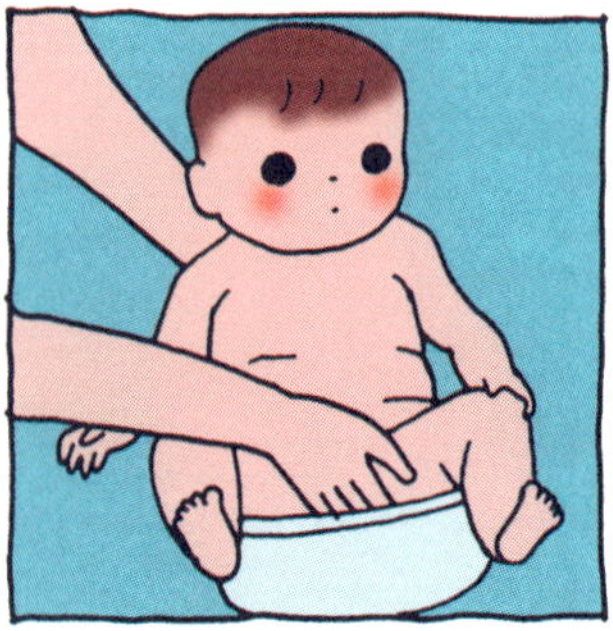

かぶれてしまったら、おしっこやうんちをきれいに落とすことが大切です。おむつ替えのたびにぬるま湯で流すのが理想ですが、膀胱が小さい赤ちゃんは頻繁におしっこをしますし、母

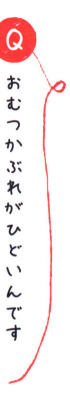

乳の場合は1日に10回以上もうんちをすることがあります。ですから毎回は無理でも、なるべくぬるま湯を張った洗面器でおしりを洗ったり、シャワーで流したりしましょう。寒い時期は、ぬるま湯をたっぷり含ませた脱脂綿で流したり、霧吹きを使ったりしてもOKです。おしっこもうんちも水溶性なのでお湯で落ちるし、石けんはしみることがあるので使わなくてかまいません。そしてペーパータオルなどで軽く押さえるように水滴を拭き、肌を保護してくれるオイルやワセリンを塗ります。オイルやワセリンはすぐに落ちてしまうので、おしりを洗うたびに塗り直しましょう。それでもよくならない場合、小児科か皮膚科で薬をもらいます。おしりや太もものしわの奥が赤くなっている場合は、かぶれではなくカンジダ症かもしれません。

おむつかぶれは、何よりも予防がいちばん。布おむつもいいものですが、特に赤ちゃんの月齢が小さいうちは吸収性・通気性のいい紙おむつのほうがおすすめです。また、こまめに替えてあげましょう。

A

なるべくぬるま湯で洗い流して、オイルやワセリンを塗りましょう。

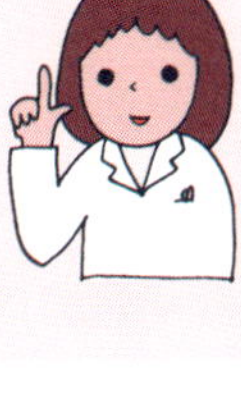

Q 乳児湿疹が気になります

乳児湿疹というのは赤ちゃんの肌トラブルの総称です。ブツブツ、ベタベタ、ジクジクなどいろいろな状態のものが含まれ、具体的には新生児座瘡《しんせいじざそう》、脂漏性湿疹《しろうせいしっしん》、乳児アトピー性皮膚炎などがあります。

これらの中でいちばん多いのは新生児座瘡です。出生から生後2か月頃まで、主に顔（頬、額、鼻、顎）に赤いブツブツができます。ひどいときは石けんでよく洗い、お風呂あがりにはワセリンを塗りましょう。

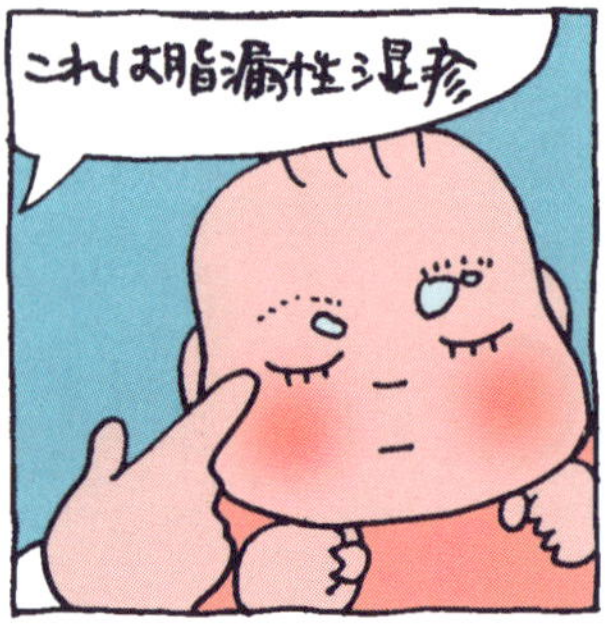

一方の脂漏性湿疹は、生後数週間から数か月のあいだにできる湿疹で、主に頭部（頭、眉毛部分、眉間、鼻、耳の周囲、体）にできます。特にTゾーンに多く、耳たぶ、耳の穴にできることも。肌が赤くなって、黄色いカサカサしたかさぶたができます（※2）。このかさぶたを「さわるのが怖いので、そっとしておきました」というお母さんがいます。でも、洗わないとかさぶたがどんどん大きくなり、ウロコのようになります。お風呂に入る前にワセリンやベビーオ

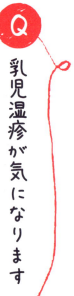

イルを塗ってふやかしておき、石けんで洗うと、一度では取れなくてもだんだんきれいになっていきます。よく洗ってあげてくださいね。

新生児座瘡も脂漏性湿疹も赤ちゃんの体内で副腎皮質由来の男性ホルモンが一時的に増えるため、皮脂分泌が促進されてできます（※1）。そのうち自然によくなるので心配ありません。また赤ちゃんのホルモンが原因ですから、母乳をあげているお母さんが食事制限をしても、ミルクを変えても変化はありません。

そして外来でいちばん心配そうに質問されるのが、乳児アトピー性皮膚炎です。生後2〜3か月頃から、顔（特に頬）から耳の前にかけてジクジクした赤い湿疹ができます。新生児座瘡や脂漏性湿疹と違って、強いかゆみがありますから、手でかいたあとがあったり、耳切れ（耳たぶの上端や下端が切れていること）があったりします。顔だけでなく、首、肩、体、手足の関節へと広がることも。

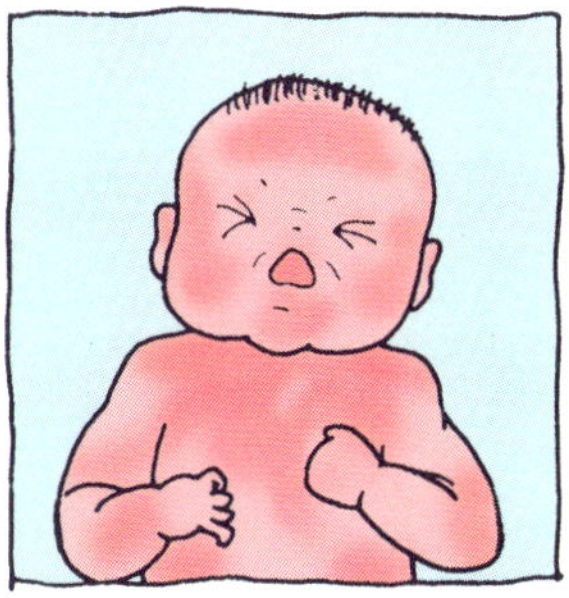

実際の治療は、悪化する原因がわかれば除去する、保湿をする、ステロイド外用薬を塗るなどがあります。悪化の原因としては、2歳未満では食物（卵、牛乳、小麦など）、汗、乾燥、手でかくこと、ダニ・ほこり・ペットなど、細菌・真菌が多いようです。（※2）

しかし、母乳をあげているお母さんが安易に食事制限をするのはよくありません。妊娠中や授乳中の食事制限は、少なくとも18か月までの子どものアレルギー疾患の発症予防に有効だという証拠はなく、むしろ栄養バランスが偏ることによって、子どもの発達に悪影響を与える危険性が指摘されているからです(※3)。

アレルギーの専門医によると、お母さんが摂取した食物のごく一部は消化しきれずに母乳から分泌されることはあるものの、それが子どもの腸管から吸収されて食物アレルギーの原因となるという証拠はないそう。ですから、赤ちゃんに食物アレルギーがある場合でも、授乳中のお母さんが除去する必要はないし、アレルギー対応ミルクを使うのは、最後の手段にすべきだといわれています(※4)。

じつはアレルギー物質は、腸から吸収する場合より、肌にふれた場合のほうが危険だと言われていて、授乳中のお母さんも赤ちゃんも食べていなくても、触っただけでアレルギー反応が出ることがあるようです。なので、口のまわりや手に食べものがついたときは、よく洗いましょう。そして症状が重い場合は、自己判断するのではなく、アレルギーを専門とする小児科医に相談するのがいいでしょう。

また仮性アレルゲンを含む食品が、肌のかゆみや赤みを引き起こすこともあります。ホウレンソウ、ナス、トマト、バナナ、キウイフルーツ、サンマ、カレイなどに含まれますが、湿疹などが出るときはとりすぎに注意し、予防として肌についたらよく洗いましょう。また、スナック菓子に多いN6系不飽和脂肪酸などはアトピー性皮膚炎の増悪に影響する危険性があるので、食べすぎないようにしてください。

乳児のアトピー性皮膚炎は、２歳ごろまでによくなることも多いものです。また、お母さんのせいでなるというわけではありません。あまり思いつめず、必要な治療をしながら様子をみていきましょうね。

Ⓐ 湿疹の種類におうじて、適切なケアをしてくださいね。

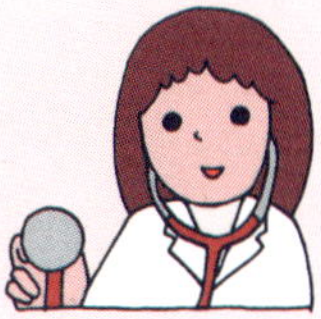

※１ 矢田ゆかり『周産期医学』vol.39増刊 2009 p434-437

※２ 山本昇壮、河野陽一監修『アトピー性皮膚炎診療ガイドライン2008平成8年度厚生省長期慢性疾患総合研究事業アレルギー総合研究』および『平成9-20年度厚生労働省科学研究2008』

※３ KramerMS, KakumaR: Maternal dietary antigen avoid during pregnancy or lactation, or both, for preventing or treating atopic disease in the child. Cochrane Database of Systematic Reviews Issue 3. Art. No.: CD000133. DOI: 10. 1002/14651858. CD000133. Pub2, 2006

※４ 大矢幸弘『周産期医学』vol.39増刊 2009 p718-720

Q 肌がカサつくときはどうすべき？

赤ちゃんの肌のカサつきは、洗いすぎが原因になっていることがよくあります。

そもそも私たちの肌は、角質層、表皮、真皮が重なってできています。表皮と真皮の境目で新しい表皮が作られ、肌の表面に向かって少しずつ移動していき、やがて角化して角質となり、いちばん外側は垢となってはがれ落ちていきます。このサイクルが正しく繰り返されることによって、うるおった肌を維持できるのです。ところが洗いすぎると、垢だけでなく、その下の角質や表皮までがはがれてしまい、肌の水分が蒸発して乾燥します。するとカサついたり湿疹ができたりしてかゆくなり、手でかくことで余計に肌が荒れて、より乾燥するという悪循環に陥ってしまうのです。

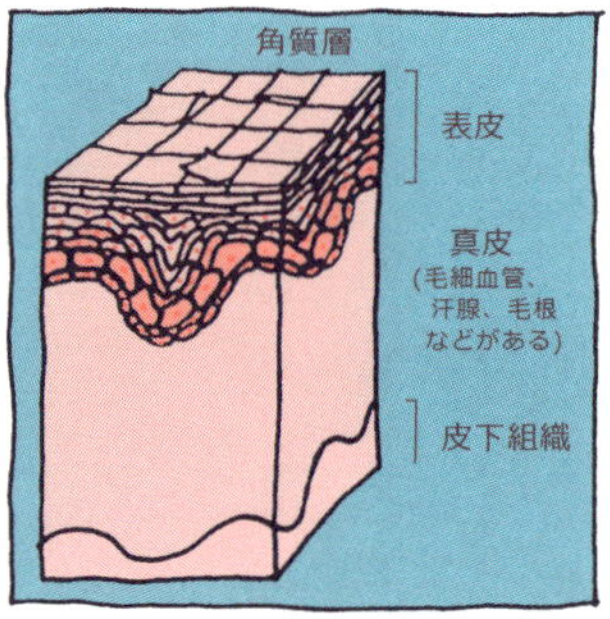

ですから、肌がカサつく場合は、石けんを毎日使うのではなく、2~3日おきにしてみましょう。不潔に思う人もいるでしょうが、赤ちゃんの肌の汚れはお湯だけでも落ちます。そして

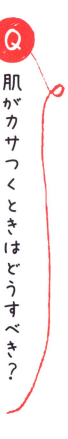

洗いすぎをやめれば、薬を使わなくてもきれいに治る場合が多いのです。肌を守る常在菌まで殺してしまう殺菌剤入りのボディソープやハンドソープは使わないようにしてください。

また、お風呂あがりの保湿も効果的。ローションやクリームなど、いろいろな保湿剤がありますが、最もいいのは白色ワセリンです。ローションやクリームは、油分と水分を乳化剤によって混ぜ合わせているので、伸びがよくて浸透しやすいのですが、塗ってから洗うと肌を守っている天然の保湿成分である皮脂まで一緒にとれてしまうのが欠点。一方の白色ワセリンは水と混ざり合わないので、肌が持っている水分をとじ込めます。そして傷んだ肌が空気にふれて乾燥するのを防ぎ、守ってくれるのです。しかも目や口に入っても害がないので赤ちゃんに安心して使えて安価。ただし、まれにワセリン中の不純物のために、肌が赤くなるなどの過敏反応が出ることがあります。より純度が高いプロペトやサンホワイトを使うといいでしょう。処方箋がなくても薬局で買えます。育児中のお母さんの手荒れケアにもおすすめですよ！

A 石けんで洗う回数を減らし、純度の高いワセリンで保湿ケアを。

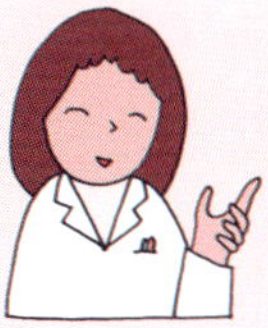

Q あせもができたときのケアって⁉

最近は、節電のために、夏のエアコンを控えている方も多いと思います。すると、赤ちゃんにあせもができてしまうこともあるでしょう。

あせも（汗疹《かんしん》）は高温多湿の環境で、たくさんの汗をかき、その汗がうまく蒸発せず、汗腺《かんせん》に溜まるために起こります。予防には、部屋を涼しくしておく、汗をかいたらこまめにシャワーを浴びることが大切です。赤ちゃんにクーラーはよくないと考える方もいますが、産婦人科の新生児室もNICUも、常に適度な室温と湿度を保つために365日24時間エアコンで調整しています。だから病院で赤ちゃんにあせもができることはないのです。

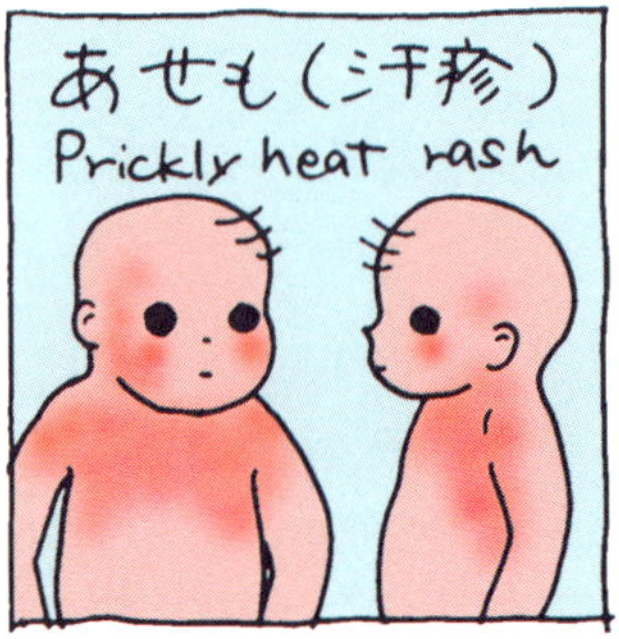

日常生活でも、あまり暑い日にはエアコンや扇風機を使いましょう。また汗を吸わせるために、風通しのよい長袖長ズボンを着させるというのもひとつの方法です。そして汗をかいたら衣服を替えたり、シャワーを浴びさせたりするといいですね。以前、お風呂あがりにベビーパ

ウダーをつけるのが流行しましたが、これはパウダーが汗を吸収し、湿った肌を乾燥させてくれるため。でもパウダーをつけ過ぎると、汗管を詰まらせることになるので適量を心がけて。またパウダーがよれると炎症が引き起こされることもあるので、予防にはいいかもしれませんが、あせもができたらやめたほうがいいでしょう。

治療法は、小児科や皮膚科に行って軟膏やローションをもらって塗ること。あせも水というものもあるようです。あせも水にはさまざまな種類があり、肌を守り、炎症を抑える成分が入っています。ちなみに、あせもに細菌が入ると「汗腺膿瘍《かんせんのうよう》」という腫れと痛みを伴うものになったり、手でかくことによって「とびひ」になったりします。だから、あせもができたら、適切な治療をしたほうがいいですね。

節電は大事なことですが、まだ体温調節のじょうずでない赤ちゃんが寝苦しそうだったり、ひどく寝汗をかいてあせもができたりした場合には、ぜひクーラーを使うようにしてください。

A

部屋を涼しくして悪化を防ぎ、病院でもらった薬で治療しましょう。

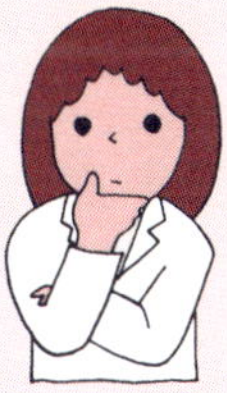

Q 母乳やミルクをよく吐きます

1か月健診で質問されることはだいたい同じですが、その中でも「赤ちゃんが吐くんです。大丈夫でしょうか?」という質問はいちばん多く、退院前にお話をしていても1か月健診でも再び聞かれることがあります。

大人の胃には逆流防止機能があるし、普通は起き上がった状態でいますから、そうそう吐くことはありません。吐くときは、体調が悪いことが多いですよね。だから、お母さんやお父さんは赤ちゃんの体調が悪いのではないかと心配になるのだと思います。でも赤ちゃんと大人の体のつくりは違うので、母乳やミルクをよく吐く（溢乳《いつにゅう》する）のは、当然のことなのです。

まず、赤ちゃんは小さいお腹に大人と同じ数の臓器が入っているうえ、あお向けで寝ていることが多いもの。そのため、お腹に少し力が入っただけで胃が圧迫され、母乳やミルクを吐いてしまいます。しかも大人の横長の胃と違って、赤ちゃんの胃は吐きやすい縦長の形をしてい

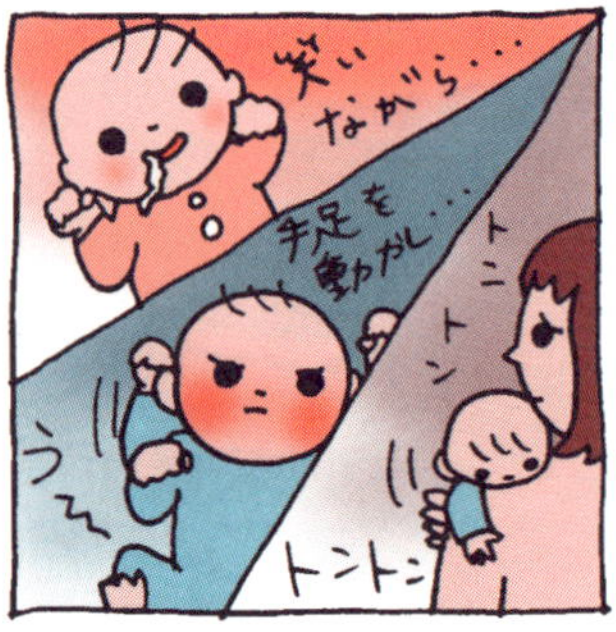

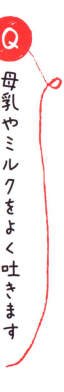

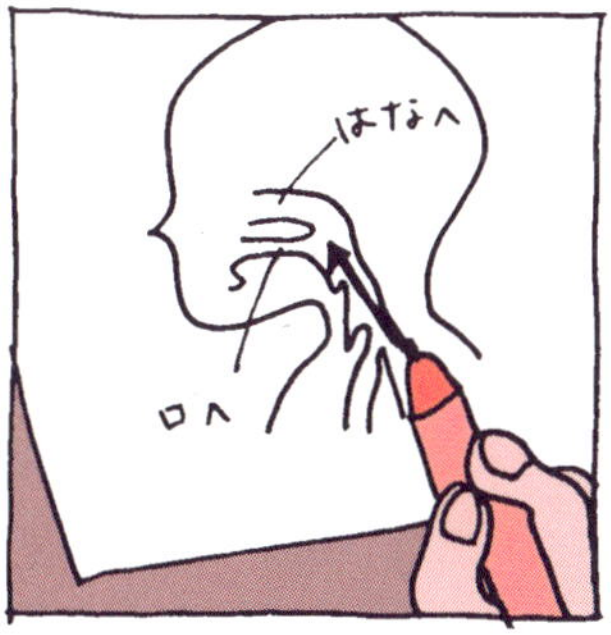

て、さらに神経や筋肉といった逆流防止機能も未成熟です。だから、特に生後3か月くらいまではよく吐きます。

そして鼻と口は奥でつながっているので、赤ちゃんの場合、口だけではなく鼻からも戻すことがよくあります。また吐かなくても、母乳やミルクがこみあげてくることがあり、ゲップが出ないときと同様に気持ちが悪くて「う～」とうなったりもします。これも知っておくと、心配しなくてすみますね。

ちなみに体の構造上の問題なので、じょうずにゲップをさせても吐くのを完全に防ぐことはできません。ただゲップのあと、上半身を高くしておくと吐きにくくなります。小児外科の胃食道逆流を専門とする医師によると「危険のない限りできるだけ高く」するといいそう。クッションや毛布、バウンサーを使うといいですが、赤ちゃんが転がらないよう注意しましょう。

また母乳の場合、たまに頻回に吐く赤ちゃんがいます。片方の母乳を飲んで、もう片方を飲ませようとお母さんが赤ちゃんを動かすだけで、吐いてしまうケースもあるようです。「ゲップをさせるひまもありません」と言うお母さんもいましたが、これは母乳の出がよすぎることが原因のようです。母乳があまりにも勢いよく出るせいで、赤ちゃんがうまく飲み込めないということですね。この場合は少し搾乳して、母乳の勢いを減らしてから飲ませるといいと指導している医師もいます。参考にしてくださいね。

それでも、よく吐いていて心配な場合は体重を確認してください。母子手帳の成長曲線にあるような増加をしていれば安心です。1か月健診のあとは3〜4か月まで健診がありませんが、体重計をリースして自宅で計ったり、デパートなどの赤ちゃん休憩室にある体重計で計ったりしてみましょう。また、体重計できっちり計らなくても、一週間前に撮った写真と比べて顔が丸くなっていれば体重は増えていると考えていいと思います。もちろん気になる場合は、地域の保健師または小児科の医師に相談してもかまいません。体重が順調に増えていれば、月齢とともに吐かなくなるので大丈夫ですよ。

ただし生後2〜3週頃から毎回勢いよく吐くという場合は、幽門《ゆうもん》という胃の出口が狭くなる病気も考えられるので、小児科へ行きましょう。

A 体重が増えていれば大丈夫! いつのまにか吐かなくなります。

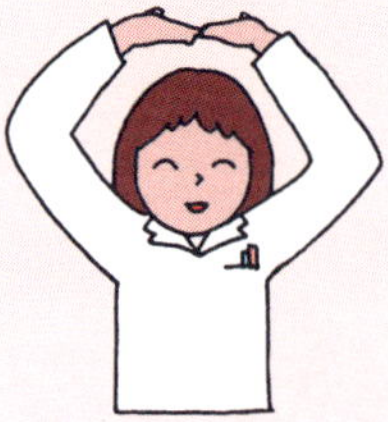

Q 下痢のときは何をあげたらいい？

赤ちゃんの下痢で来院した方に「胃腸炎ですね」と伝えたところ、「ほかの病院で、お腹のかぜと診断されました」と言われたことがあります。お腹のかぜと胃腸炎は同じです。要するに、胃や腸などの消化管に何か炎症を起こすものが入って動きが悪くなり、吐いたり下痢をしたり、お腹が痛くなったりしている状態をいいます。

ほかにも嘔吐や下痢の場合、症状に注目して病名らしく言えば「嘔吐下痢症」になりますし、原因に注目すると「ウイルス感染症」や「細菌感染症」になり、原因の病原微生物がわかっている場合は「ロタウイルス感染症」「ジフテリア感染症」「赤痢アメーバ症」などと診断されます。病原性大腸菌のO157などの細菌性の胃腸炎は、悪化することが多く、抗生剤を使ったり、入院が必要になったりすることもあります。ですが、急に下痢が起こった場合、原因の約80％がウイルス性です（※1）。

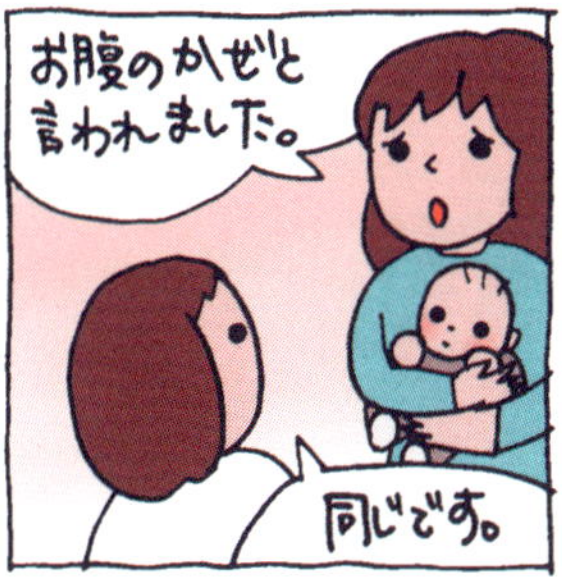

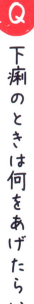

こういうときには、おうちでどういうものを飲ませたり食べさせたりすればいいでしょう？

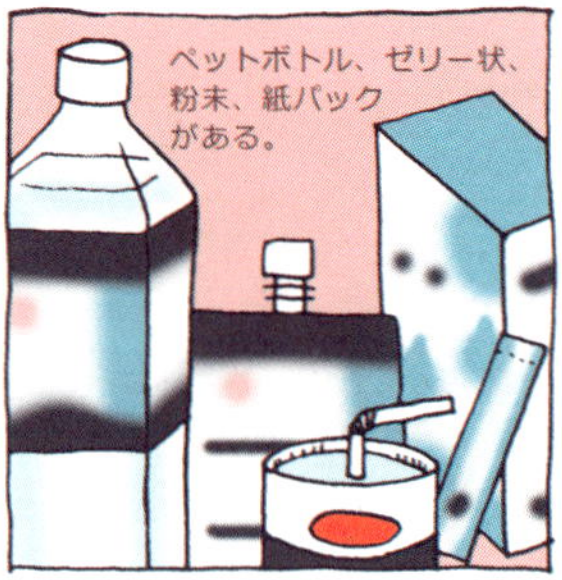

飲ませるものは、ORS（Oral Rehydration Solution）という経口補水液です。下痢や発熱による脱水時の水分補給に適していて、ナトリウム、カリウム、クロール、リン、マグネシウム、糖、重炭酸、クエン酸などがバランスよく含まれています。一般に売られているスポーツ飲料は、糖分が多い割に大事な塩分が少ないのでNGです。

経口補水液は、WHOやアメリカ小児科学会や欧州小児科学会でも、下痢の治療によいとされています。病原ウイルスや微生物の種類、年齢、軽症か重症かなどにかかわらず、経口補水法は脱水を改善させるために非常によい治療法で、中程度の脱水でも点滴による治療と比べても遜色がないほど[※2]。日本で手に入る経口補水液は3種類で、ソリタ顆粒（処方箋が必要）、OS-1、アクアライトORS（処方箋は不要、薬局で購入できます）があります。

次は、何を食べさせるかです。日本では従来、下痢がひどいときは何も食べさせずに水分補給だけでいいと言われてきましたが、現在は普通の食事をさせたほうがいいことがわかっています。その理由は、下痢の急性期でも、食べた物は相当吸収されているから。これは消化管の中の消化酵素が保たれているからで、炭水化物の90％、タンパク質の70％、脂肪の60％はちゃんと吸収されます[※3]。

嘔吐や下痢のあるときに食事を与えると悪化してしまうのではという意見が、保護者だけでなく医師の中にもあるようです。でも大規模な臨床研究があって、早期に食事を再開した場合と絶食した場合とで、嘔吐や水様便の頻度・程度に差がないだけでなく、早期に再開したほうが回復期の体重増加がいいとわかっています(※4)。どうしてそういう結果になるかというと、たとえ短期間でも何も食べないと小腸の微絨毛《びじゅうもう》が萎縮するからです。微絨毛というのは小腸の内壁にあるヒダで、各種栄養や水分を吸収する働きがあります。これが萎縮してしまったら、なかなか下痢が治らないということになるのです。

そういうわけで、広く信頼されている「急性胃腸炎によい治療の9つの柱」(※5)をわかりやすく説明しておくので、参考にしてくださいね。

1. 脱水の水分補正には経口補水液（ORS）を使いましょう。
2. ORSは低張液のものを（日本で販売されている3種類は当てはまります）。
3. 嘔吐や下痢をしたら、3〜4時間以内に経口補水液を飲ませ始めましょう。嘔吐がひどい場合でもスプーン一杯ずつから。
4. 食事の再開は早めにし、固形食を含む通常食にしましょう。
5. 下痢の治療乳ではなく、通常のミルクをあげてください。
6. ミルクを薄める必要はありません。

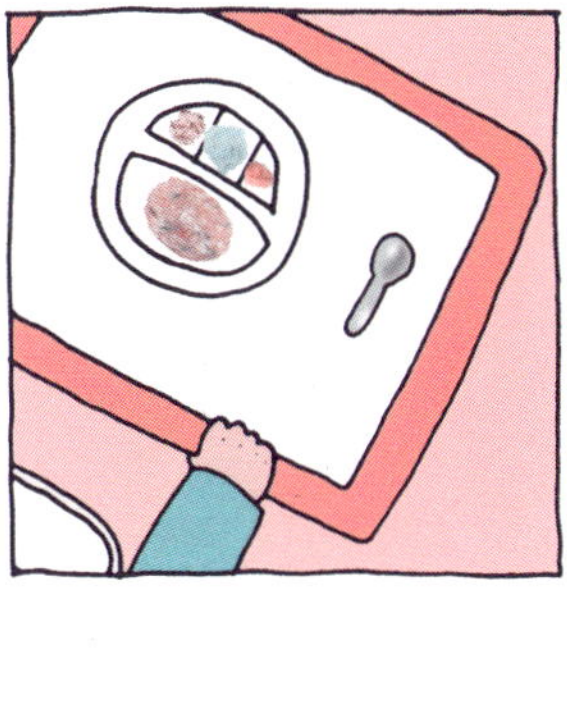

7. 母乳の場合もほしがるだけ与えてください。
8. のどが渇いたときにあげるのは、経口補水液が効果的です。
9. ほとんどの場合、投薬は必要ありません。吐き気が強い場合は、吐き気止めを使うことがありますが、お腹の動きを止めるような薬は使いません。またウイルス性の胃腸炎に抗生剤は効きませんから、薬が出なくても心配しないでくださいね。

4について少し補足すると、特別な食事を与える必要はないのですが、乳幼児の場合は消化のよいものを食べさせてあげると安心ですよ（次ページ参照）。

A 経口補水液で水分補給をし、消化のよい食事をさせましょう。

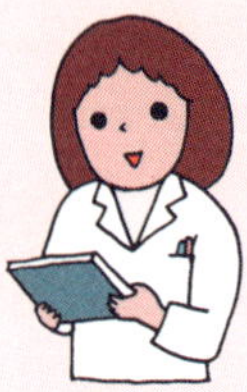

※1 小林昭夫『小児科臨床』vol.57.no12 2004 p2555-2560
※2 Spandorfer PR et al. Pediatrics. 2005 Feb;115(2): p295-301.
※3 余田篤『小児内科』vol.41.no12 2009 p1702-1705
※4 Sandhu BK et al. J Pediatr Gastroenterol Nutr. 1997 24: p522-527
※5 Guandalini S, J Pediatr Gastroenterol Nutr 30. 2000: p486-489.

消化のよい食品と消化の悪い食品

	消化のよい食品	消化の悪い食品
穀類	白パンのトースト、かゆ、うどん	赤飯、すし、ラーメン
魚類	脂肪の少ない魚：たい、かれい、ひらめ、あじ、とびうお、すずき	脂肪の多い魚：いわし、まぐろ、さんま、さば、うなぎ
肉類	脂肪の少ない肉：ヒレ肉、とり肉、仔牛肉	脂肪の多い肉：豚肉、魚肉ハム、ベーコン、ソーセージ
豆類	とうふ（みそ汁）、高野どうふ、きな粉、煮て裏ごしした豆類	あずき、大豆などの固い豆
卵類	卵、うずら卵	油であげた卵、すじこ
油脂類	良質なバター、植物油	ラード
野菜類	やわらかく煮た野菜：にんじん、かぶ、大根、ほうれん草、カリフラワー、キャベツ 野菜スープ：にんじん、キャベツ、白菜	繊維の多い野菜：たけのこ、ごぼう、れんこん、ふき 強い香りを持つ野菜：うど、せり、にら、セロリ
その他		海藻類、漬物、塩辛、干物
果物	バナナ、りんご（すりおろし）、白桃、果物の缶詰	みかん、ナシ、いちご、レーズン、ドライフルーツ
飲み物	牛乳、薄い紅茶、麦茶、イオン飲料	コーラ、サイダー、コーヒー
菓子類	カスタードプリン、ぼうろ、アイスクリーム、ウエハース、カステラ	ドーナツ、かりんとう、ケーキ、辛いせんべい

小林昭夫『小児科臨床』vol.57.No.12 2004 P2555-2560より

Q かぜをひいたときにできることは？

赤ちゃんは生まれてくるとき、お母さんに免疫の一部をもらってきます。でも生後6か月も経つと、もらった免疫はほとんどなくなり、かぜなどの感染症にかかります。かぜとは熱や鼻水、せきが出る、食欲がなくなって下痢や嘔吐をするという状態の総称で、「かぜ症候群」と呼ばれるもの。

よく、お母さんが「私が子どもに寒い思いをさせたから……」と来院されますが、かぜの原因は80～90％がウイルス、10～20％が細菌やマイコプラズマなどの病原微生物です。だから、いくら寒い思いをさせたとしても、病原微生物がいなければかぜはひきません。

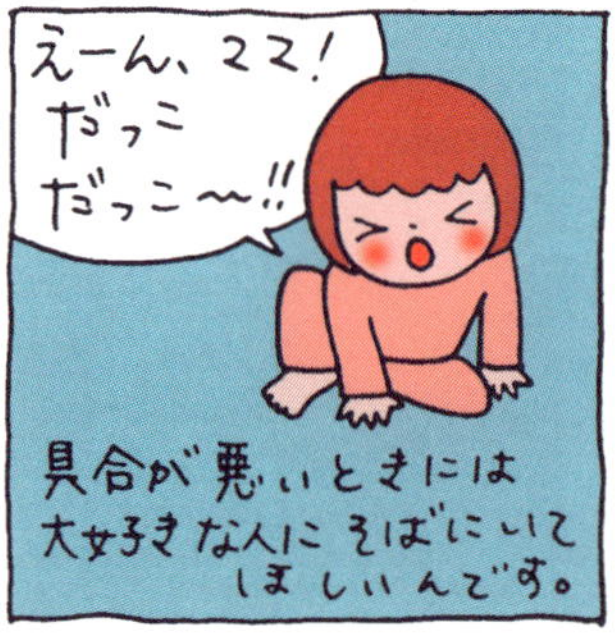

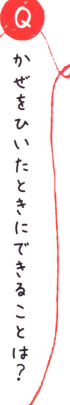

えーん、ママ！
だっこ
だっこ～!!
具合が悪いときには
大好きな人にそばにいてほしいんです。

かぜをひくのは、お子さんが病弱だからでもなく、またお母さんが寒い思いをさせたからでもなく、きちんとケアしなかったからでもないのです。すべての子どもは軽い感染症に繰り返しかかることによって、少しずつ強くなっていくもの。季節がめぐるたび、熱を出す回数も減っていきます。ちなみに、特に寒い時期にかぜが流行するのは、空気が乾燥して病原微生物が

蔓延しやすいせいと考えられます。

かぜをひきおこす病原微生物の種類は数百種類もあります。ウイルスだけでも数十から数百の型があるので、かぜの原因を完全に特定することはほぼ不可能でしょう。そのため、「かぜに特効薬はない」「かぜに効くワクチンを開発したらノーベル賞もの」とまで言われているのですね。

では、かぜのときに病院でもらう薬はなんでしょうか。それは対症療法の薬です。対症療法というのは、原因を解消するのではなく、症状だけをやわらげる治療のこと。だから、熱がつらかったら解熱剤、鼻水なら抗ヒスタミン剤、せきなら鎮咳剤を使うのです。市販のいわゆる「かぜ薬」には、それらの成分がミックスされています。

というわけで、たまに「毎日、病院につれて行っているのに、まだ熱が下がらない」「薬が効かない」などと聞きますが、それは当然です。かぜを治すことができるのは、私たちの体に備わっている免疫機能だけで、医者や薬は手助けしかできないのです。

だから軽いかぜなら、おうちで休養をとらせるのがいちばん。もちろん、お母さんやお父さんなどの大好きな人が近くにいてくれて、慣れた部屋にいるのが最も安心でしょう。おうちでしてあげられることは、安静にさせ、水分をたくさんあげることにつきます。

また、ご飯をほしがらなかったら、無理に食べさせるのはやめましょう。弱っている胃腸が受けつけないのかもしれません。そして熱が上がるときは寒く感じるので、温めてあげましょう。熱が上がりきると、今度は暑くなります。温めると熱がこもって本人がつらくなるので、薄着にして冷やしてあげましょう。

熱や鼻水、せきなどの症状があっても、つらそうでなければ服薬の必要はありません。熱が高くても機嫌がいい場合、むしろ解熱剤の使用は控えたほうがいいと思います。体温が上がるのは、私たちの免疫機能が高い温度でよく働くため。自分で自分を治すために上げている体温を下げる必要はありません。

もちろん、かぜかどうかわからないとき、不機嫌でつらそうなときは小児科を受診してください。本人がつらくて食事や睡眠をとれないのに、「薬は体に悪い」と決めつけて無理をさせるのもよくないですからね。

A

安心できるおうちで安静にさせ、水分をたくさんあげるのがいちばん。

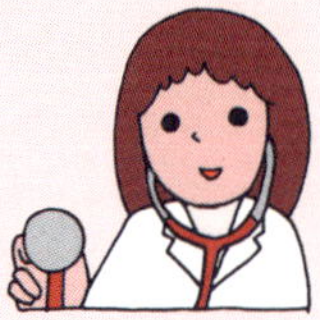

Q 頭をぶつけてしまいました

どんなにご両親が気をつけていても、赤ちゃんが軽く頭をぶつけてしまうことはあります。そのため本来は外傷を診るところではない小児科外来にも、頻繁に「頭をぶつけた」というお子さんが来ます。中には、初めから「骨が折れているかもしれないからレントゲン（あるいはCT）を撮ってください」と言うご両親も。でも軽い打撲で頭蓋骨内に損傷を受けることは少なく、ごく軽症なことが多いので、必ずしもレントゲンやCTを撮る必要はありません。小さい赤ちゃんに不必要に放射線を浴びさせるのは、決していいことではないですからね。

頭をぶつけたときは、まず次の①～⑤を確認して、大丈夫そうなら様子をみましょう。

①傷や出血がないか、②意識がしっかりしているか、③頻回の嘔吐がないか、④けいれんはないか、⑤いつも一緒にいるご両親から見て、おかしなところがないかです。

①は、たんこぶや出血がないか確認します。小さくこぶができた程度なら大丈夫です。

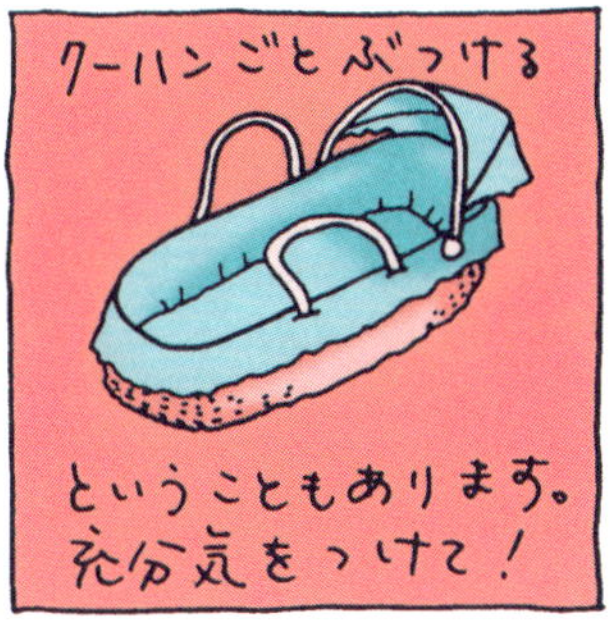
クーハンごとぶつける
ということもあります。
充分気をつけて！

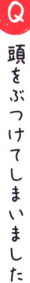

②は受け答えができれば心配ありません。まだお話ができない赤ちゃんなら、お母さんと目が合うか、声をかけたときに注意を向けるかということでわかりますね。

③は、じつは外傷後嘔吐（post-traumatic vomiting）という言葉があるように、たいしたことがなくても吐くことがあります（※1）。だから嘔吐したら直ちに危険だということはありません。1～2回吐いた程度ならほぼ心配なく、大泣きして吐いたあとに2時間くらい眠ってしまうことが多いようです。

④はけいれんを見たことがない人は、「けいれんかどうか、自分にわかるかしら」と不安に思うかもしれませんね。でも、本当にけいれんをしていると呼吸も浅くなったり止まったりしますから、顔色が悪くなります。それに単なる体の震えと違って押さえても止まらないし、けいれん中は意識がないので、一度でも見たら、これはただごとではないと感じるはずです。

⑤の保護者の方の「何かが変」という勘も大事です。いつも一緒にいるご家族がそう感じたら病院へ行き、どのあたりが変なのかを医師に伝えてください。

心配な場合は、できれば小児科ではなく小児外科や脳外科などを受診しましょう。もちろん出血がひどい場合、明らかに重篤な症状の場合は救急車を呼んでください。

病院でCTやレントゲンを撮るかどうかですが、①～⑤の程度に加え、医師による診察で骨折があるかどうかなどを確認し、保護者に説明したうえで決めることが多いでしょう。ちなみに頭を打ったことにより重篤な状態に陥る危険性が高いのは、脳外科の先生によると6～24時間以内だということです。私も48時間以内に何も起こらなければ、危険性は低いと説明しています。

赤ちゃんは、「昨日まで、そんなことはしなかったのに」ということを突然始めるもの。ソファーやイスの上など、落ちる危険があるところに寝かせたり、目を離したりしないようにしましょう。またベビーベッドやベビーカーなどは、柵や安全ベルトをきちんとすることが大切です。また歩き始めた頃は、特に不安定でよく転びます。少し大きくなってからも、大人に比べて頭の比重が大きいため、頭から落ちる、転ぶという危険がありますね。室内にコルクやスポンジ製のカーペットを敷いたり、コンセントや家具の角をカバーするグッズを使ったりして、事故を防ぎましょう。

A　軽くぶつけた程度なら、ほぼ大丈夫。お子さんの様子をみてください。

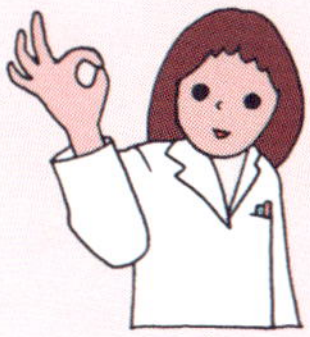

※1　FD Brownら, J Accid Emerg Med 2000: p17

⑤ イクメン増加中

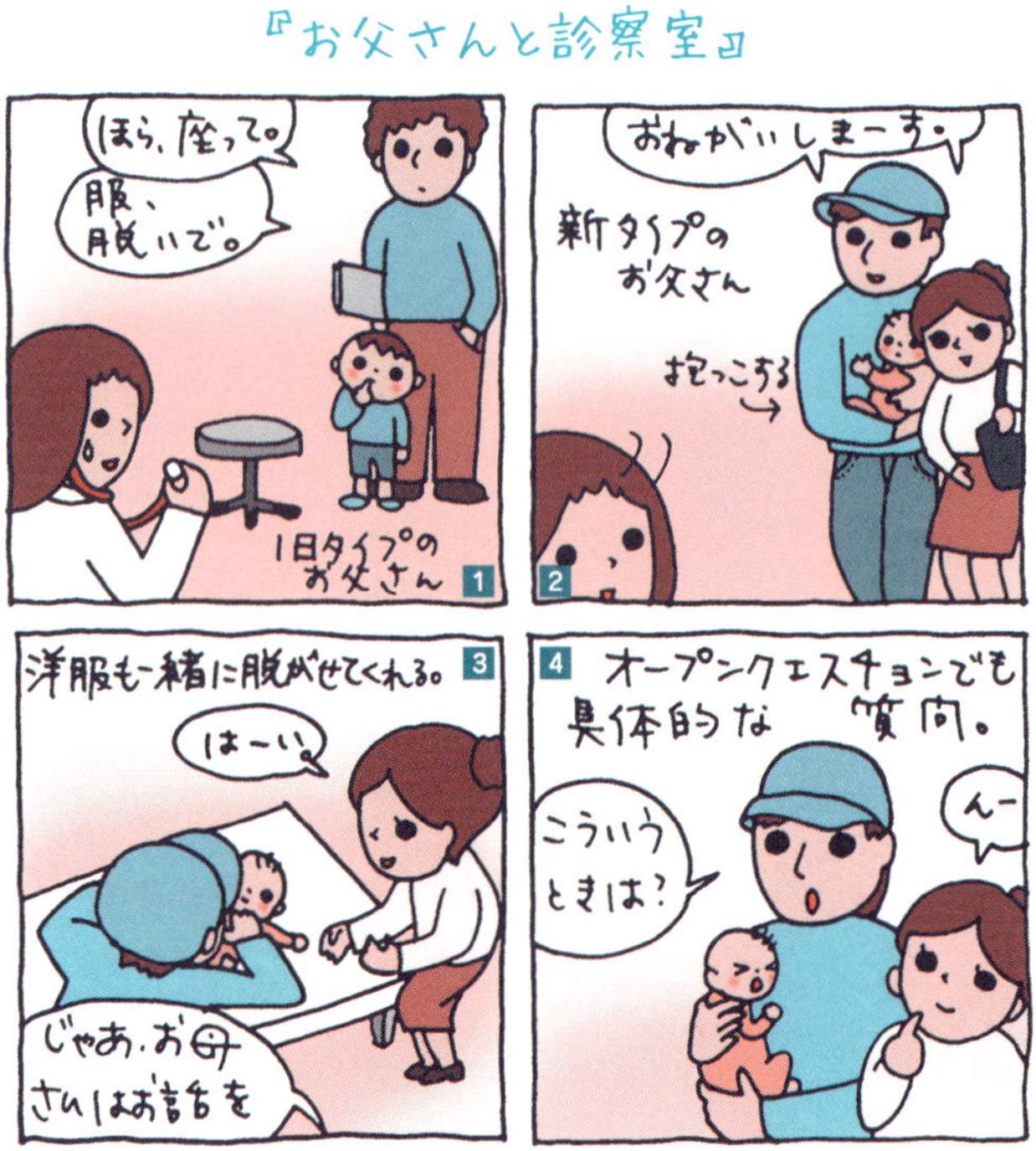
『お父さんと診察室』
ほら、座って。
服、脱いで。
1日タイプのお父さん
おねがいしまーす。
新タイプのお父さん
抱っこする
洋服も一緒に脱がせてくれる。
はーい。
じゃあ、お母さんはお話を
オープンクエスチョンでも具体的な質問。
こういうときは？
んー

以前は、お父さんと子どもが診察室に入ってくると、まんがの１コマ目のような感じでした。きっとお母さんに「小児科につれて行って」と言われたのでしょうが、１～２歳の子なのに自分で座って、洋服を脱いでって……できないですよね。こういうお父さんの場合、気になる症状のことは聞けても、おうちでのふだんの様子をくわしく聞けません。「いつもは子ども茶碗一杯のご飯を食べるのに、今朝は半分も食べなかった」などという、ふだんと比較した情報が必要なのに、です。こういう旧タイプのお父さんは新聞や雑誌を小脇にかかえていることが多く、病院の行き帰りや待合室で、子どもから目を離さないでいられるかどうかも心配になります。

一方、最近増えた新タイプのお父さんは違います。まず入室のときからお子さんをちゃんと抱っこしていたり手をつないでいたりして、診察の準備もしてくれます。ふだんの様子もお母さんと変わりないくらい教えてくださるので、とても助かります。

お手伝い感覚ではなく、お父さんが主体的に育児に関わっているのだなあ、いい時代になってきているのだなあと感じています。

第5章
病院のこと

Q

予防接種①

任意接種のワクチンも受けるべき？

最近はワクチンの種類が増え、赤ちゃんが生まれて6週間を過ぎると、生まれて初めての予防接種の時期になります。

現在の日本のように重い感染症の流行がなくなった国では、予防接種を受けない場合の危険性がわかりにくく、メディアが副反応だけに注目するため、予防接種を怖いものだと誤解している人も多くいます。

でも予防接種は重要です。過去にたくさんの子どもが亡くなったり、重度の後遺症を残したりした病気だから、予防のためのワクチンができたのです。今の日本で重い感染症が流行していないのは、近年、予防接種を徹底してきたため。たとえばポリオが流行した時代はそれほど昔ではないし、日本との往来が多い他国では未だに流行することがあるので、今現在の国内にポリオにかかっている人がいないからといって接種しないでいいというのは違います。特に子どもは小さければ小さいほど、抵抗力が未熟で、病気にかかると重症化する危険性が高いもの。ですから、推奨されている月

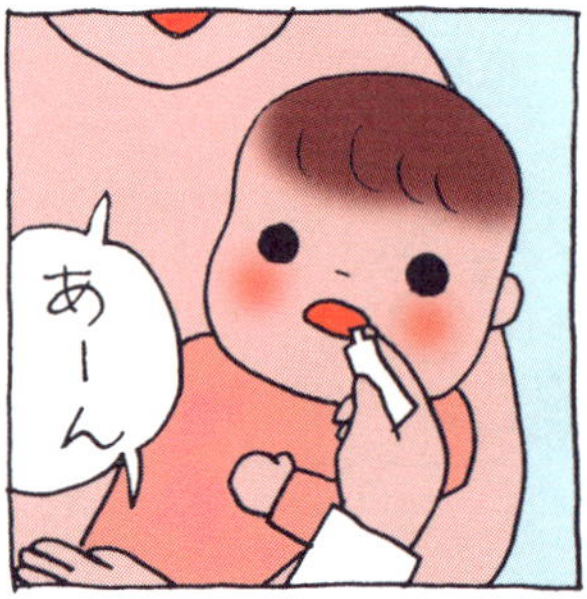

2歳までの予防接種

定期接種
4種混合（ジフテリア・百日ぜき・破傷風・不活化ポリオ）
BCG
MR（麻疹・風疹）
肺炎球菌
ヒブ（インフルエンザ菌b型）
みずぼうそう（水痘）
B型肝炎
任意接種
おたふくかぜ（流行性耳下腺炎）
ロタウイルス

齢、年齢で予防接種を受けることが大切です。

日本では「予防接種法」という法律で、接種方法が決められています。それによって「予防接種を行う疾病」と決められたものが「定期接種」で、それ以外は「任意接種」と呼ばれています。しかし、この分類には医学的な根拠はなく、じつはワクチンの重要度を表すものではありません。任意だからといって、受けなくてもいいという意味ではないのです。定期接種は公費で行われ、あとは自治体の予算確保が難しいから任意接種ということになっているだけで、世界的に見れば接種すべきワクチンです。厚生労働省は現在、任意接種となっているワクチンの大部分を定期接種にするよう計画しています。ですから、任意となっている予防接種も受けましょう。

A

「定期」と「任意」の分類は公費かどうかだけ。どちらも重要なので受けましょう！

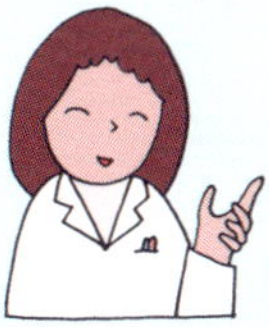

Q

予防接種②

同時接種は副反応が心配です

ワクチンギャップといって、日本は認可されるワクチンが少なく、導入も遅かったのですが、近年になって世界の常識に追いついてきました。年々新しいワクチンが増えるので、同時に何種類かのワクチンを接種しないと、適切な時期に予防接種を完了できません。

一歳未満で受けるワクチンは6種類、のべ16回（BCG1回、四種混合ワクチン3回、ヒブワクチン3回、肺炎球菌ワクチン3回、ロタウイルスワクチン3回、B型肝炎ワクチン3回）になります。さらに生ワクチンは4週間、不活化ワクチンは1週間あけないと次の予防接種ができなかったり、ロタウイルスワクチンは生後32週までしか接種できなかったりなどの決まりがあります。このほか、季節によってはインフルエンザワクチン2回を接種する必要もあるかもしれません。

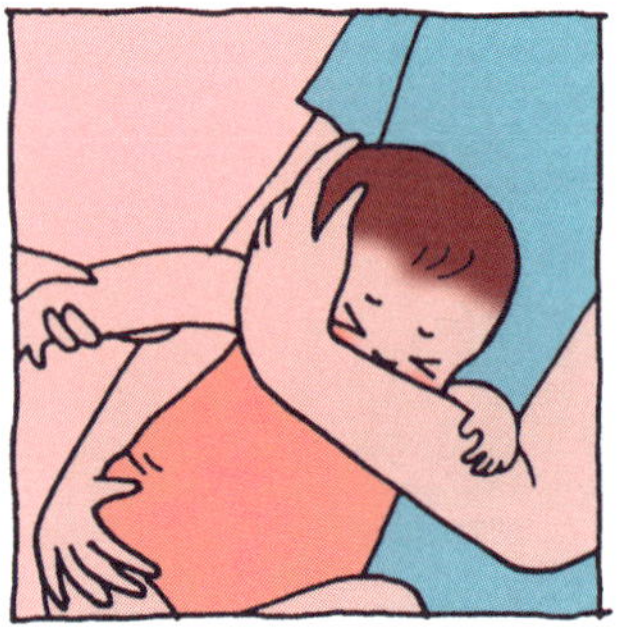

同時接種で行った場合、医療機関に行くのは4回（BCGが集団接種の場合は5回）なので、

早ければ生後5か月目（生後6か月目）には接種が完了します。一方、すべて単独接種の場合は、医療機関に行くのは全部で16回です。つまり、早くても生後8か月目（9か月目）になって接種が完了します。同時接種と単独接種の差は3か月ですね。たった3か月と思うかもしれませんが、接種完了までの期間が長ければ長いほど、そのあいだに病気にかかってしまう危険性があります。しかも、これはお子さんが体調を崩すことなく、病院へつれて行く家族の都合もよかった場合でのシミュレーションです。実際には16回通ううちに、何度中断してしまうでしょうか？　適切な時期に接種し終えるのは、なかなか難しいことだと思います。

以前、ヒブワクチンと肺炎球菌ワクチンを同時接種したあとに亡くなった乳幼児の事例が報道され、ワクチン自体か同時接種が原因ではないかと言われました。でも調査の結果、どちらも関係ありませんでした。その少し前から全国の区市町村でヒブワクチンと肺炎球菌ワクチンの公費助成が広がり、接種者が急激に増えたため、ワクチンとは関係のない紛れ込み事例が厚生労働省に報告されたという結論が出たのです。

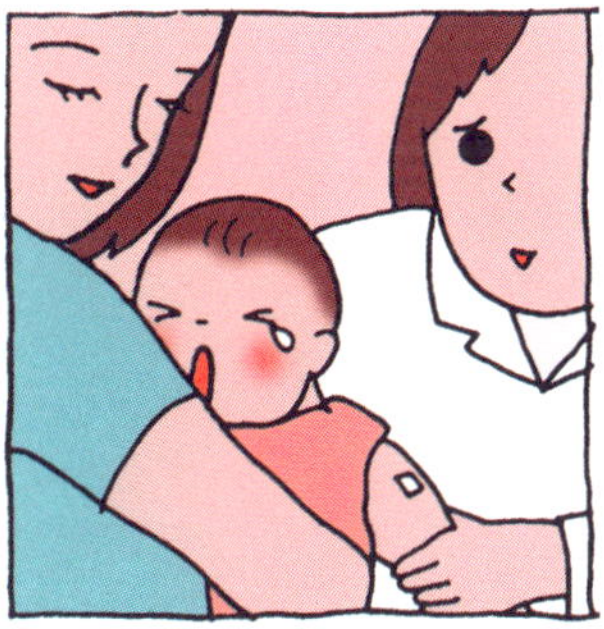

これまで日本では同時接種という方法が一般的でなかったため、現在でも一度に一種類しか打ちたくないという保護者や医師も多くいます。しかし、同時接種は世界的に20年以上も前から行われてきた方法です。日本以外の国では、ワクチンは一度

に複数打つものです。

日本小児科学会も生ワクチン、不活化ワクチンともに同時に何種類打っても効果や副反応に差はないと発表しています。またNPO法人のサイト『KNOW★VPD!』[※1]にも、とても詳しく書いてあるので、参考にしてくださいね。

私は、そのうち「どうして昔は予防接種を一種類ずつなんて打ち方をしていたの？」と言われるようになると思っています。

注：ワクチンの単独接種と同時接種のシミュレーションは、3回接種が必要なロタウイルスワクチンの場合で行なっています。

A 副反応のリスクは変わりません。同時接種がおすすめですよ。

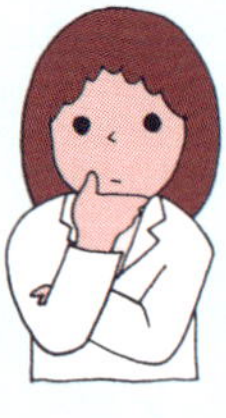

※1 『KNOW★VPD!』http://www.know-vpd.jp/

同時接種のスケジュール（0～2歳まで）

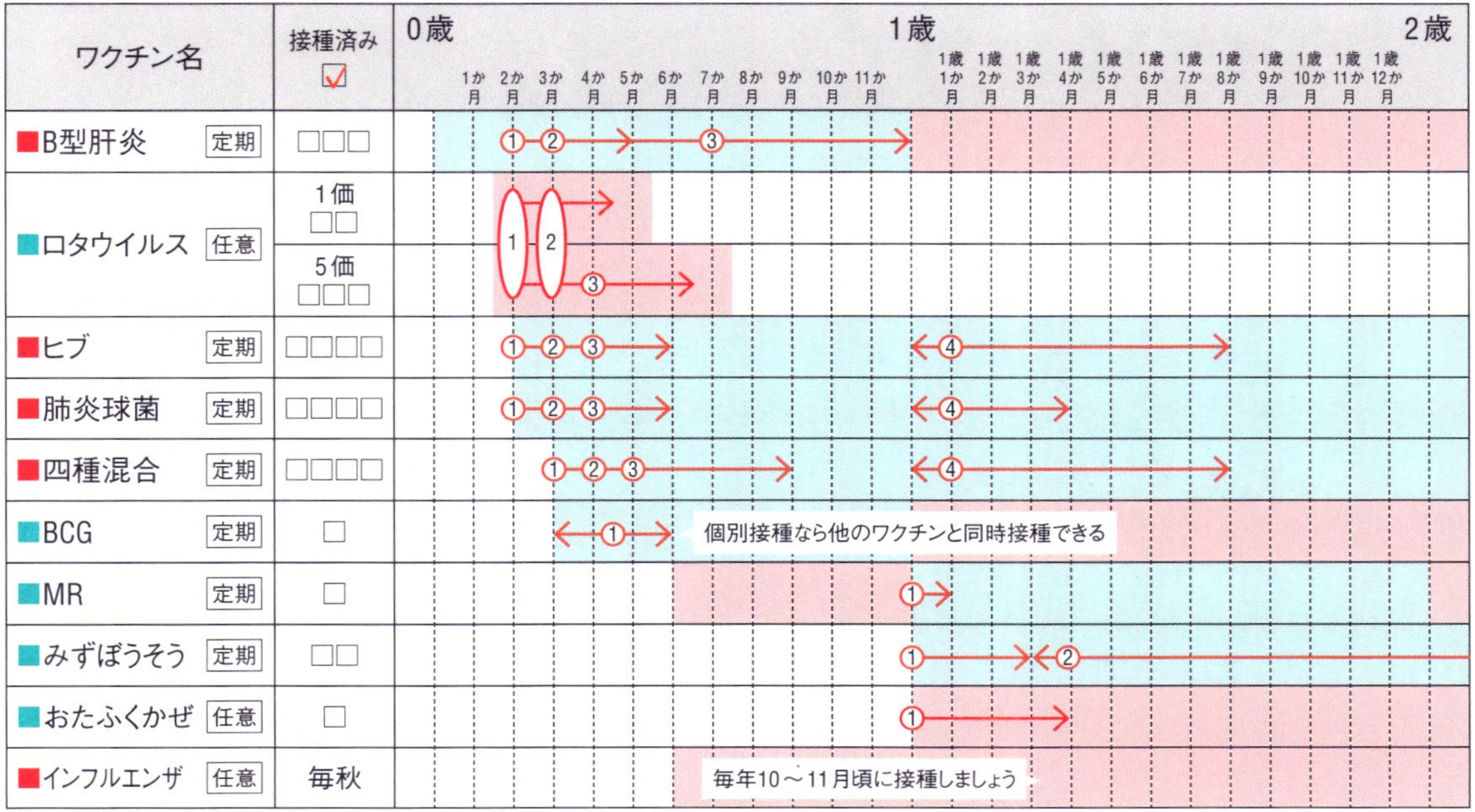

■不活化ワクチン…1週間あければ、別の予防接種ができる。

■生ワクチン…4週間あければ、別の予防接種ができる。

■定期接種の可能な期間

■任意接種の可能な期間

定期……定められた期間内であれば公費負担。

任意……多くは自己負担。ワクチンによっては助成あり。

←○→おすすめの接種時期（数字は接種回数）

※ロタウイルスワクチンは、生後8週～15週未満までに接種を開始し、1価なら24週、5価なら32週までに完了しましょう。

※B型肝炎ワクチンは、2016年10月から定期予防接種化。対象は2016年4月以降生まれの子どもなので、それ以前の場合は任意となります。

※日本脳炎ワクチンの通知が市区町村から届くのは3歳間際が多いのですが、生後6か月から受けられます。

Q 予防接種③
インフルエンザワクチンは効果あるの？

インフルエンザの予防接種に効果があるかないかということについては、今でもさまざまな意見があります。

しかし、近年、インフルエンザワクチンには効果があるという研究結果が続々と報告されています。子どもにインフルエンザワクチンを打つと家族内で打たなかった人もインフルエンザにかかりにくいとか、インフルエンザワクチンを打った集団と別のワクチンを打った集団とでは、インフルエンザ罹患率で明らかに差があるといったものです。

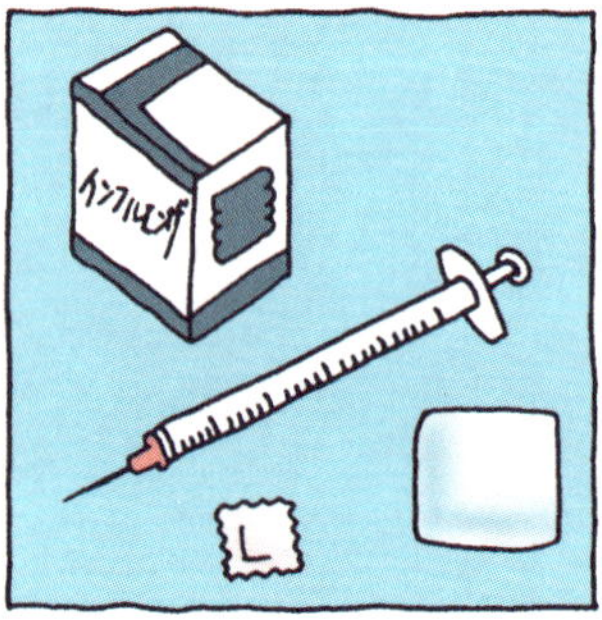

小さい子どもがインフルエンザにかかると重症化しやすく、まれにインフルエンザ脳症になることも。これは1～3歳の子どもが発症しやすい急性の脳障害で、死亡率も後遺症が残る確率も高いのです。そのためアメリカでは、２００４年から6～24か月の子どもに対してインフルエンザを定期接種にし、日本小児科学会からもワクチンをすすめる見解が出ました。

もしもインフルエンザかなと思ったら、発熱から8時間以上が経ってから、病院で検査を受けましょう。早くに検査すると、インフルエンザにかかっていても陰性になってしまいます。鼻ぬぐい液、鼻腔吸引液を使って15〜20分で結果が出ます。ただし、お子さんの様子がおかしいときは、すぐに病院を受診してください。

インフルエンザと診断されたら、発症後の5日間、解熱後の2日間（小学生未満は3日間）は外出禁止です。通院などの場合は、咳が出るときは口に手をあてるなどし、病院の受付ではインフルエンザであること、熱が高くインフルエンザの疑いがあることを伝えてください。

おうちでは、かぜのときと同じように、充分な休息と水分補給を心がけ、症状をやわらげるための必要最低限の薬を飲ませましょう。インフルエンザウイルスに対する薬は、インフルエンザA型、B型、新型に効果があるタミフルだけでなく、吸入薬であるリレンザ、イナビル、点滴薬のラピアクタなどがあります。こういった薬は重症のときのみ使い、ほかは対症療法だけ行うことが増えてきました。

Ⓐ 重症化した場合のリスクを考えると、接種したほうがいいのでは。

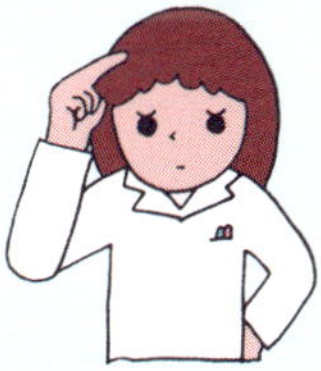

Q どういうときに病院に行くべき？

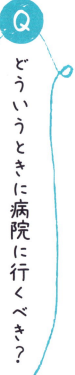

私は勤務先の病院で、お産をしたばかりのお母さんたちに「1か月健診までのあいだに知っておくとドキドキしないこと」という題名で、お話をしています。

そこで1か月健診のあとの話も少しします。「①生後3か月までのお子さんは熱がある（37・5度以上）とか、②母乳やミルクをいつもの半分以下しか飲まないことが続いたら、すぐに小児科を受診しましょう。逆に言えば、その二点が大丈夫なら鼻水やせきが出ていても、うんちがゆるくても、そんなにあわてて小児科を受診する必要はありません」という内容です。

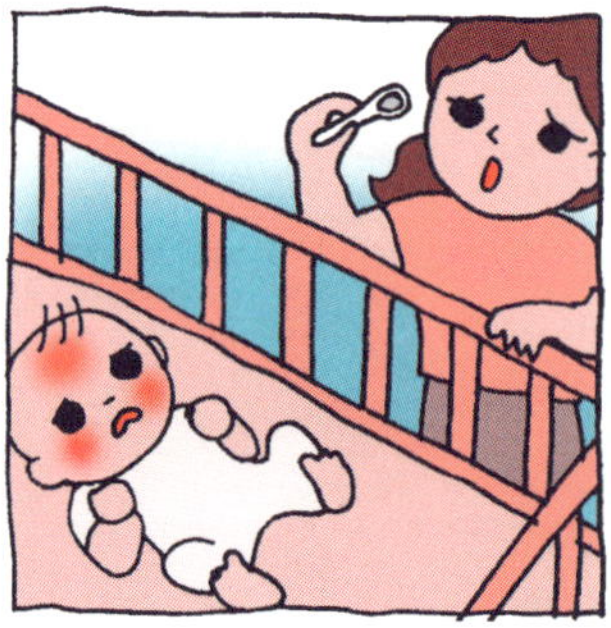

日本は医療機関へのアクセスがよいので、念のために生後6か月まではこの二点を押さえ、以降はいつも見ているお母さんやお父さんが「様子がおかしい」と思った場合に受診すれば間違いないと思います。もちろん心配なときは受診していいのですが、かぜは薬では治らないし、早く病院へ行ったからといって、早く治るわけでもありません。

最近の小児科外来には、本当にささいなことで受診する人が増えています。赤ちゃんがくしゃみやせきを数回しただけで受診するお母さんもいるほど。

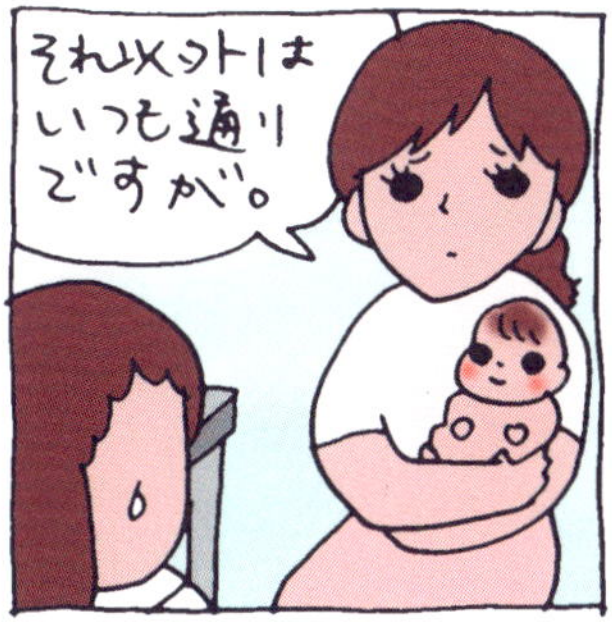

乳幼児医療助成制度があるので、保護者の方が窓口で支払いをすることはありません。でも医療費は発生し、健康保険と市区町村から医療機関に支払われているのです。ですから、この素晴らしい保険制度を破綻させないように、必要なときだけに恩恵を受けてほしいと思います。また様子をみて大丈夫そうなときの時間外受診は控えるべきだとも思います。もしも判断がつかない場合は、救急相談センターなどに電話をして聞いてみるのも手です。

本書のほかに、日本小児科学会のサイト『こどもの救急』（※1）を見ておくと安心ですよ。

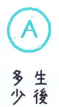

A　生後6か月までは熱と哺乳量に注意！多少の症状なら様子をみましょう。

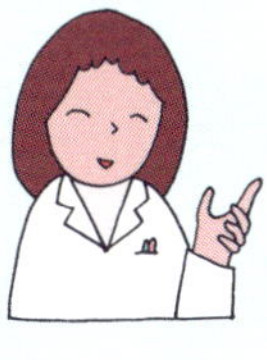

※1　『こどもの救急』http://kodomo-qq.jp/

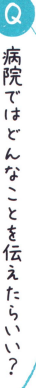

Q 病院ではどんなことを伝えたらいい？

まずは、赤ちゃんの「ふだんの様子」と「今はどうか」の違いを説明してくださると、小児科医としてはとても助かります。体温、食事やミルクの量と回数、おしっこやうんちの様子、夜は眠れているか、遊ぶ元気があるか、機嫌はどうかということですね。病院に着いたとたんに機嫌が悪くなるお子さんも多いので、家で機嫌がよかった場合は、その旨を教えてください。

次に、お子さんの症状をくわしく説明しましょう。よく「普通に熱があって～」や「ふんわりした下痢で～」などの説明をされることがありますが、「普通」という形容詞や「ふんわり」といった擬態語では様子がわからなくて困ってしまいます。

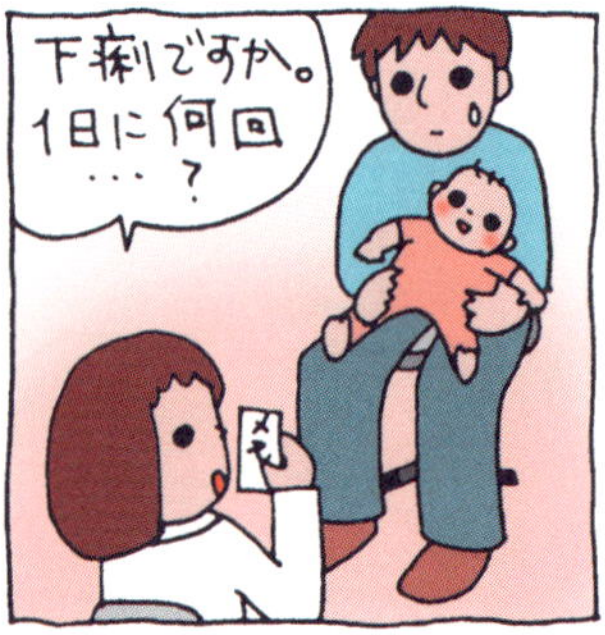

熱がある場合、それほど何度も体温を測る必要はないのですが、朝昼晩でどのように推移したかを教えてもらえると参考になります。鼻水が出る場合は、水っぽいのか、黄色や緑色なのか。せきが出る場合は、乾いたせきか、たんのからんだせきか、ゼイゼイするかしないか、ど

A ふだんの赤ちゃんの様子と現状、病気の症状をわかりやすく伝えて！

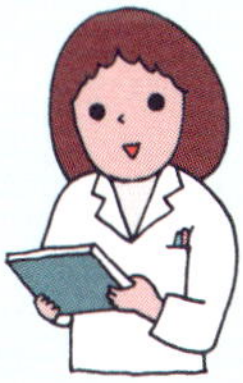

のくらいの頻度で出るのかなどを教えてください。

お腹の症状の場合は、お腹を痛がるか、うんちの色はどうか、泥のようなうんちか、水のようなうんちか、回数はどうか。排泄物がふだんと違うと思った場合は、病院へおむつごと持ってきてくださるといいですね。もしも難しい場合は、携帯電話などで撮った写真を見せてもらってもかまいません。そのほか泣き方やけいれんなどの動作が気になる場合は、動画を撮って持ってきてもらうと、より正確な診断ができます。

それから、出生時のエピソードや成長発達歴、予防接種歴が参考になる場合もあるので、母子手帳を持ってきてください。ほかの医療機関で出された薬を飲んでいる場合には、処方の内容がわかるようにお薬手帳があると便利です。もちろん保険証と乳幼児医療証がある場合には、それも受付に出してください。

吐いてしまったときのビニール袋などは、病院でもらえます。遠慮なく申し出てくださいね。

Q 入院するときの注意事項って⁉

赤ちゃんの場合、どういう基準で入院が決まるでしょうか？　病院でしか治療できない場合、病院でしか安全を確保できない場合に入院するのは大人と同じ。でも小さい子どもだと、そのほかにもいろいろな理由で入院になります。

乳幼児に多いのが、なんらかの症状により食事や水分がとれない、吐いてしまうなどという「経口摂取不良」です。この場合、外来の点滴でよくならなければ、ほかの検査で正常値に近くても入院します。特に1歳未満だと「哺乳力不良」だけで入院することも。また生後3か月未満の発熱も、敗血症を見逃すと一大事なので、入院して細菌感染の検査をし、抗生剤を点滴する場合があります。

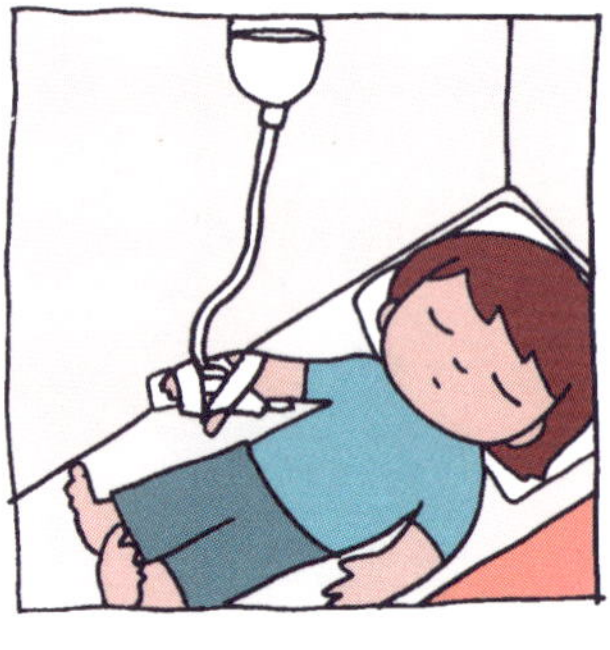

いずれにせよ入院が決まったら、まずはお子さんの予防接種歴と感染症患者との接触歴を確認されます。院内感染を防ぐため、感染の危険性があると入院する部屋が個室になりますし、受け入れ先の病院が限られます。それから付き添いできるかどうかを聞かれます。ほとんどの

A

なるべく迅速に入院して、早めに治療を始めることが大切です。

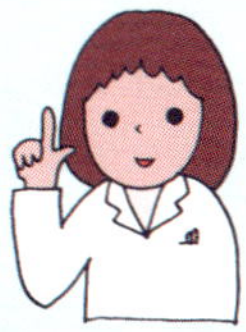

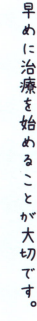

病院で、保護者が病院に泊まる必要があるためです。ただしICU、CCU、ハイケアなどの集中治療室の場合、保育器に入るお子さんの場合は、原則として付き添い不要です。

ここで入院をする際に、最も大切なことをお伝えしますね。赤ちゃんの場合は、予定入院よりも、近くの小児科から紹介状をもらって緊急入院することが多いと思います。そのときは、なるべく早く紹介された病院に行きましょう。というのも、紹介先の病院でお子さんの診察をして、検査による評価をし、方針を決めて治療を始めるまでには時間がかかります。しかも多くの病院では夕方17時を過ぎると、医師や看護師、検査技師の人数が少なくなるため、必要最低限の検査や治療しか行えなくなるのです。

これを力説するのは、「子どもが寝ていたので起きてから来ました」とか「入院の準備に時間がかかって」と、夜になって入院する方がいらっしゃるからです。具合が悪いお子さんの治療を早く始めることが優先なので、できるだけ早めに行動してください。

⑥ 医療とは

『医者の気持ち』

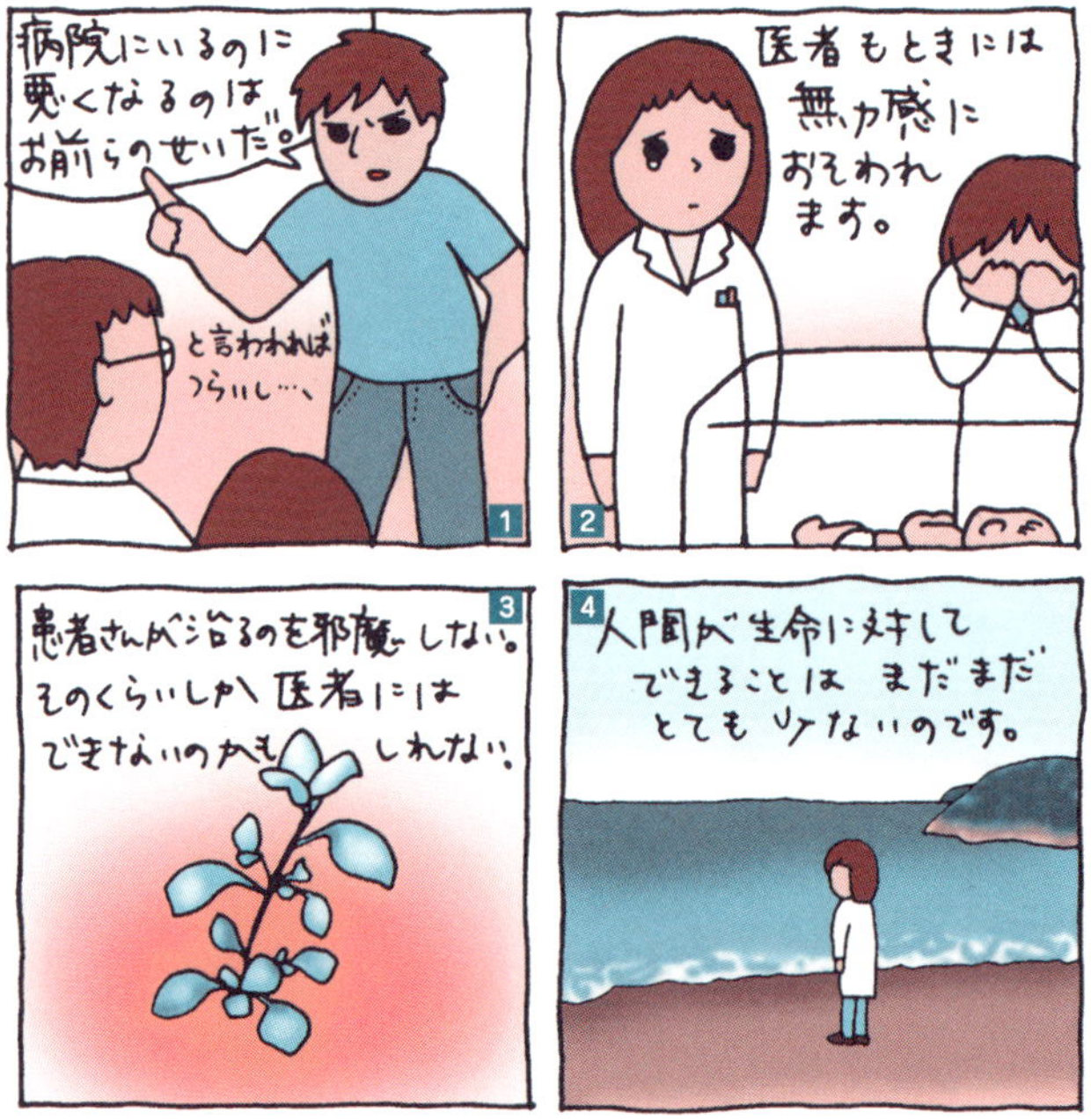
病院にいるのに悪くなるのはお前らのせいだ。
と言われればつらいし…、
医者もときには無力感におそわれます。
患者さんが治るのを邪魔しない。そのくらいしか医者にはできないのかもしれない。
人間が生命に対してできることはまだまだとても少ないのです。

研修医をしていたとき、患者さんのお父さんから「子どもの病状がよくならないのは、医者がちゃんと仕事をしていないからだ」と怒鳴られたことがあります。医療、医者に絶対的な信頼感があるから、行き場のない怒りを感じたから、そう言われたのかもしれません。しかし医者がさぼったときだけ、患者さんの具合が悪くなったり、亡くなったりするのではないのです。たしかに大正時代には1000人の乳児のうち165人が亡くなっていたのが、現在は3人も亡くならないことを考えれば、医療は進歩しています。先人たちの努力の賜物だと頭が下がります。

それでも医療には限界があるというよりも、医療にできることは極めて限られているのです。先輩医師から「お前ら、患者さんが治るのを邪魔するなよ。医者にできるのは、そのくらいだ」と言われたことがあります。自然界の創造物の精緻な造作や美しい生命維持の仕組みに比べて、私たち医者にできることはなんと原始的で稚拙なのだろうと、ため息が出ました。

医療の進歩とは、大海の水をすくうのに、子どものスコップを使っていたのが、進化してブルドーザーを使えるようになったという程度のことかもしれませんね。

おまけ

よくある疑問の一問一答♪

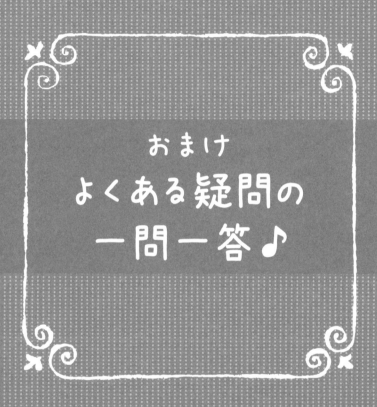

Q 目が上を向くのは大丈夫？

A　よく「赤ちゃんが白目をむくんです」とか「眠るときに上を見るんです」という相談を受けます。赤ちゃんが眠るときに目を閉じきらないので、お母さんが気にするようなんですが、私たち大人も眠っているときには眼球は上転しているんです。「本当？」と思ったら、ぜひ家族のどなたかが寝ているときに、上まぶたをちょっと持ち上げてみてください。心配に思った赤ちゃんと同じようになっているでしょう？　夢を見ているときもあるので、そういう場合はまるで本当に見えているかのように目がキョロキョロします。いずれにせよ、生後２か月以上のお子さんは、物を目で追うということができますから、はっきり起きているときに目の動きがおかしくなければ大丈夫です。

Q 顔の中心に薄赤色のあざがあります

A　それは、たぶんサーモンパッチ（正中母斑《せいちゅうぼはん》）です。サーモンパッチは、額やまぶた、鼻と口のあいだなどにできる薄赤色の湿疹。あざやほくろと違って指でやさしく押すと消え、離すと出てきます。複数できることもあり、ご両親としては気になると思いますが、１歳の誕生日が来るまでには消えてしまうので治療はしません。

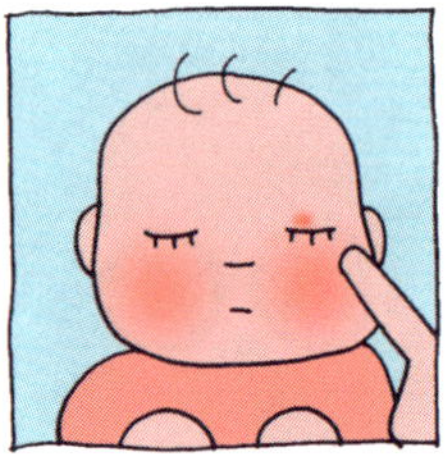

ただ、色が濃い赤色だとか表面が盛り上がってくるものは、サーモンパッチではないので、皮膚科や形成外科で診察を受けましょう。近くにそういう科がない場合は、まずは小児科に行って、必要なら紹介状を書いてもらうといいと思います。

Q しゃっくりが多くて心配です

A　しゃっくりというのは、横隔膜のけいれんです。お子さんが生まれる前、お腹の中でもしゃっくりをしているのを感じた方も多いと思います。お子さんの月齢が小さいうちは、しゃっくりをしやすいのですが、体に害はないので放っておいてかまいません。

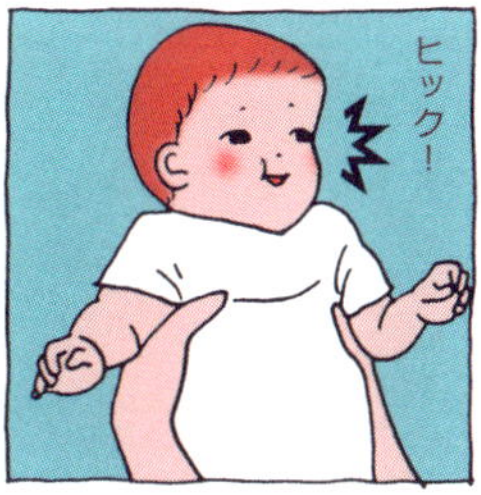

ゲップをさせるとその弾みで止まるとか、ティッシュでこよりを作って鼻をコチョコチョするとくしゃみが出るので、その拍子に止まると書いてある本もあります。でも何もしなくても、そのうちに出なくなります。しゃっくりが毎日出ても、一日に何度出ても心配はありません。

Q 母乳は足りているのでしょうか?

A　母乳栄養の場合、赤ちゃんが飲んだ量を目で確認できないので「足りないんじゃないか」と不安になる人が多いもの。あまりに多くのお母さんが一度は感じることなので「母乳不足感」という名前がついているほどです。

おしっこの回数が１日に７～８回あれば、充分に飲めているので安心してくださいね。また体重が順調に増えていれば足りています。体重計を使わなくても、一週間前の写真と比べて顔が丸くなってきていれば大丈夫。生後２～３か月くらいまでは「吸啜反射」があるので常におっぱいを吸いたがっているように見えますが、必ずしも母乳が足りないわけではありません。だから母乳をあげても泣く、ミルクを足しても泣くというときは、飲みすぎていることも。泣くから母乳をあげようとするのに反り返って泣くなら、もしかしたら「それじゃないんだよ！」と言いたいのかもしれません。

Q くしゃみが出るのはかぜのせい？

A　くしゃみは、気道という空気の通り道にホコリなどの異物が入ってこようとしたときに、それを外に出すための反射です。また、例え何も異物が入っていなくても、気温や湿度、明るさの急激な変化などによって、くしゃみが出ることがあります。くしゃみをしたからといって、必ずしもかぜではありません。本当にかぜをひいた場合には、そのほかにも発熱したり、鼻水やせきが出たりします。くしゃみが出る以外の全身状態に変わりがなければ、くしゃみが何回出ても大丈夫ですよ。

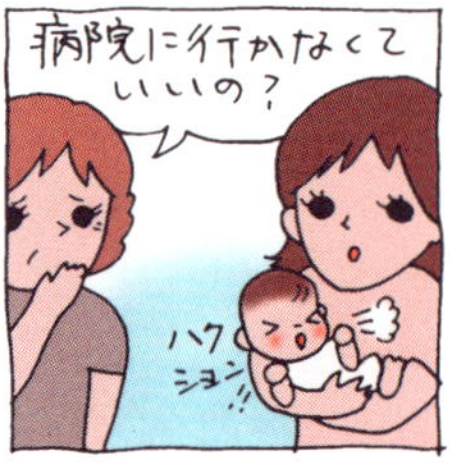

Q 便秘のときはどうしたらいい？

A　赤ちゃんは、お腹が張らずに何日もうんちが出ないことがあります。母乳やミルクを吐かないのなら２～３日は様子をみてもいいですが、排便の習慣がない小さい子は毎日うんちを出したほうがいいです。ぜひ綿棒刺激をしてあげましょう。綿棒にベビーオイルや食用油などをつけて肛門を突っつくだけでも出る場合がありますし、何も変化がなかったら綿棒を肛門に１～２㎝ほど入れてゆっくり円を描くように動かします。綿棒による刺激はくせになりませんから、毎日やっても大丈夫。

ただし月齢が小さい子の場合は、母乳やミルクの不足でもうんちが出ないことがあります。哺乳不足が心配な場合や綿棒刺激でも出ない場合は、小児科医に相談してください。

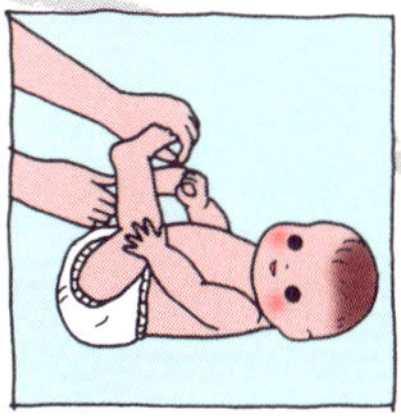

Q ずっと下痢が続いています

A 「ずっと下痢が続いているんです」と1か月健診のときに相談されることがあります。ところが下痢をしているという赤ちゃんの機嫌はよく、体重も順調に増えていることがほとんど。

じつは母乳栄養や混合栄養の赤ちゃんは、「母乳性便」といって、軟らかいうんちをします。軟らかいというよりも、おしっこのように水っぽく、おむつにしみてしまうことも。また1日に20回くらいチョビチョビと出ることもあります。一方、ミルク栄養のお子さんは比較的回数が少なく、水分の少ないうんちが出ることが多いのですが、個人差もあるので軟らかいうんちをすることもあります。赤ちゃんが小さいうちは、便の水分を吸収する機能が未熟なので、一回量は少なく軟らかい便が出るんです。異常や病気ではありません。

Q 脱水症状の目安を教えて！

A 脱水というのは、体に必要な水分が足りなくなった状態です。脱水状態になると、尿の量が減ったり、肌やくちびる、口の中などの粘膜が乾燥したり、目が落ち窪んだりします。また小さいお子さんだと前頭部にある大泉門がへこんだり、泣いても涙が少なかったり、お腹の皮膚がシワシワで張りがなくなったりすることもあります。そして、もちろん元気がなくなり、ぐったりします。大人にとってもですが、赤ちゃんにとって脱水症状はとても危険です。これらの症状に気づいたら、なるべく早く小児科を受診しましょう。

脱水の原因は、ミルクやお茶などの飲みものや食事をとれないために水分を補給できないこと、嘔吐や下痢が激しいために水分を失うことのふたつ。こういうときは、あらかじめ脱水を予防するためにこまめに水分を与えてくださいね。経口補水液を使うのもいいと思います。

Q 目やにがいっぱい出ています

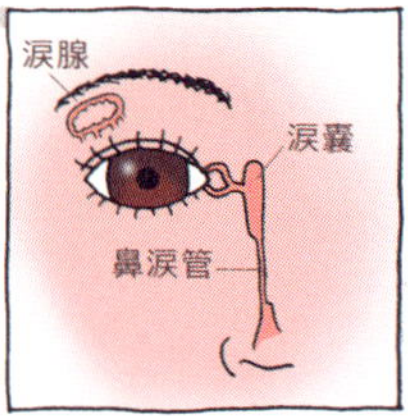

A 赤ちゃんは、よく目やにが出ていることがあります。白いのが少しという場合は心配ありません。きれいな柔らかい布で拭いてあげましょう。でも黄緑色の目やにがいっぱいで、しかもネバネバで目が開かないほどであれば、やはり眼科に行ったほうがいいでしょう。そういうお子さんが小児科に来ることも多いので目薬を出しますが、目やにが治ったあとも目がウルウルしているというようなときは眼科をご紹介します。

そもそも目は鼻と「鼻涙管《びるいかん》」という管でつながっています。子どもはその鼻涙管が狭いので詰まりやすく、涙がたまる「涙嚢《るいのう》」という部分が細菌による炎症を起こすと目やにがひどくなるんです。ごくまれに「先天性鼻涙管閉塞症」といって、鼻涙管の途中に膜のようなものがあるケースもあります。しつこい目やには、眼科の先生に診てもらいましょう。

Q 小児科で舌小帯《ぜつしょうたい》を切ってもらえる?

A 舌小帯とは、舌の裏側と口の底部をつないでいる筋状のもの。これが短いと、母乳や離乳食をうまく飲み込めなかったり、言葉をうまく話せなかったりして、ごくまれに「舌小帯短縮症」と診断されることがあります。昔は少し短いだけで切っていたようですが、今はよほど哺乳に問題がない限りは切りません。また昔は小児科医が切ったことがあるようですが、現代では小児科で外科的な処置はしません。

でも、いまだに一部の保健師さんや助産師さんに「小児科で切ってもらいなさい」と言われたお母さんが来院されて困ることがあります。気になる点がある場合は、小児外科や口腔外科、小児歯科の先生に相談しましょう。

Q 歯並びがおかしいんです

A　生え始めは驚いてしまうような位置や間隔、向きで歯が顔を出すことがあります。小児歯科の先生に聞いたところ、ある程度、何本か生えてからでないと評価はできないそうです。私の乳児健診をしてきた経験からいっても、歯は生えてくる過程で並び方が変わるので、そんなにあわてなくても大丈夫ですよ。

Q 歯みがきっていつから？

A　歯が１本でも生えてきたら、みがきましょう。ガーゼで拭いてもかまいません。

そして離乳食が始まる頃には、歯をみがく習慣をつけさせて。母乳やミルクに入っている乳糖では虫歯になりにくいのですが、ショ糖（白い砂糖）を食べたり飲んだりすると、虫歯菌がデキストランという物質を作り出します。デキストランはベタベタして、歯に付着します。そこにいろいろな食物・飲み物のカスがたまると、虫歯になりやすい環境ができてしまいます。ショ糖を摂り始めたら、口の中の環境をよくするようにしましょう。

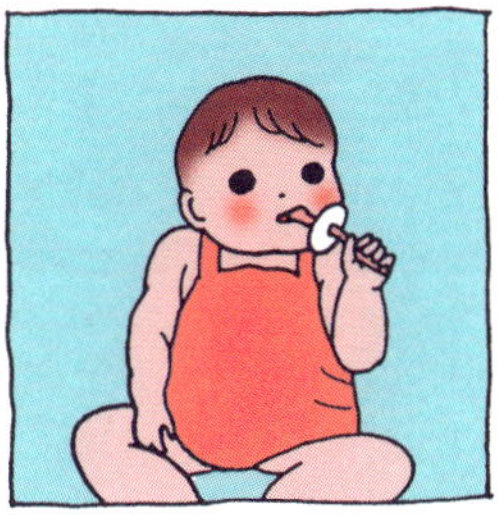

また、くちびるにキスをする、同じ食器を使うということで、大人から赤ちゃんに虫歯菌が移りますから気をつけましょうね。

あとがき

日本人は、昔から子どもをかわいがっていたようです。

江戸から明治にかけて日本を訪れたケンペル、ツンベルグ、バード、モースといった外国人たちは、当時の日本人が自分の出身国の人たちと比べ、子どもをよくかまってかわいがっているという様子を記しています。

また1300年前の奈良時代に作られた『万葉集』に、こんな歌があります。

銀《しろかね》も　金《くがね》も玉《たま》も　何せむに　勝れる宝　子にしかめやも

（銀も金も珠玉でさえも、いったい何になるだろう。子どものような宝に及ぶだろうか、いや決して及ばない）

この歌を詠んだ山上憶良は下級貴族出身で、遣唐使として当時最先端の学問を修め、朝廷の要職についた人物です。

一方、女性でも1000年前に清少納言が『枕草子』でこう言っています。

何も何も、小さきものはみなうつくし。

瓜に描いた子どもの顔、雀の子、2～3歳の子どもが塵を見つけてつまんで大人に見せる様子、子どもの前髪が目にかかるので首を傾げてものを見る様子、公卿の子どもが衣装を着せられて歩く様子、あやしてかわいがっているうちに赤ちゃんが眠ってしまう様子などが、どれもこれも小さいものはみな「うつくし」、つまり愛らしいとあります。1000年以上も昔の人の感性に、現代の私たちも共感できるというのは驚くべきことですよね。

諸外国では、成熟したもの、偉大なものに対する評価が高いのだそうです。一方、日本人は子どものような小さく、弱く、いたいけな存在に心を寄せ、思いやる気持ちを大事にするのが文化的な特徴だといえそうです。昔も今も「子どもは最上の宝である」という日本人の姿勢は、あまり変わっていないんですね。

こんなふうに日本には子どもを大事にする文化があるから、現代のお母さんはがんばりすぎてしまうのではないか、というのが私の考えです。

子どもはかわいいです。一緒にいると楽しいし、幸せな気持ちになります。しかし、子育てには正解がないと言われるように、どこまで何をやっても絶対的な正解というのはないので、苦しくなっても、さらにがんばるお母さんが多いのです。そして「わが子のため」とがんばりすぎるがゆえに、いろいろな育児情報に振りまわされてしまうのではと思っています。

情報社会である現代は、昔ながらの育児に関する迷信や都市伝説に加えて、根拠が不確かであやしい情報があふれています。例えば「2歳半までは母乳やミルクのみで、離乳食を与えてはいけない」という説があれば、「離乳食は焼いた肉から始めるとよい」という説もあります。そのほかにも「横抱きをすると骨盤がゆがむ」だの、「ファストフードを食べると母乳が塩からくなる」など、明らかにおかしい言説がたくさんあります。

また間違ってはいないものの、「布おむつがいちばんいいから、手縫いすべし」とか、「離乳食は毎食必ず母親が手作りするべきで、レトルトなんてもってのほか」という大変な育児方法が「母として当然やるべきこと」とメディアで紹介されていたりもします。ごく一部ではありますが、専門家であるはずの医師や歯科医師、整体師、助産師、保健師などが提唱していたりもするので、信じる方がいるのもしかたがないことでしょう。

さらにインターネットで検索すると、裏づけのない極端な情報へのアクセスは簡単で、反対に医学的に根拠のある正確な情報は手に入りにくいという困った現状もあります。

そこで、この本はお母さんたちが間違った情報に振りまわされないように、医学論文等を多く載せ、必要があればご自分で原典にあたれるようにしました。この本をきっかけに、まわりからの育児アドバイスや慣習、メディアやネット上の情報を「あれ？　本当かな？」と疑ったり見直してみたりしていただけたらうれしいです。

日本で育児をするお母さんとお父さんが、もっと自由にプレッシャーを感じることなく楽しくすごせますように。心から、そう願っています。

平成24年12月　森戸やすみ

おまけのおまけ

うちの子、4コマまんが♪

私の娘たちはもう赤ちゃんじゃありませんが、まだまだ面白いことを言ってくれます。ブログに子育てまんがを載せているので、よかったら見てみてくださいね～！

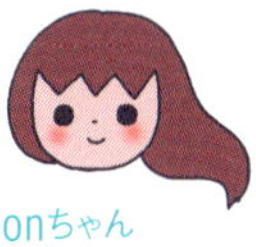

ponちゃん

2000年3月生まれ。優しくてのんびり屋の長女。百人一首と初音ミク、ディズニーランドが好き。

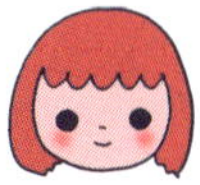

beeちゃん

2006年7月生まれ。自分の意見をはっきり言う、やんちゃな次女。将来は人の役に立ちたいそう。

『注射が怖い』

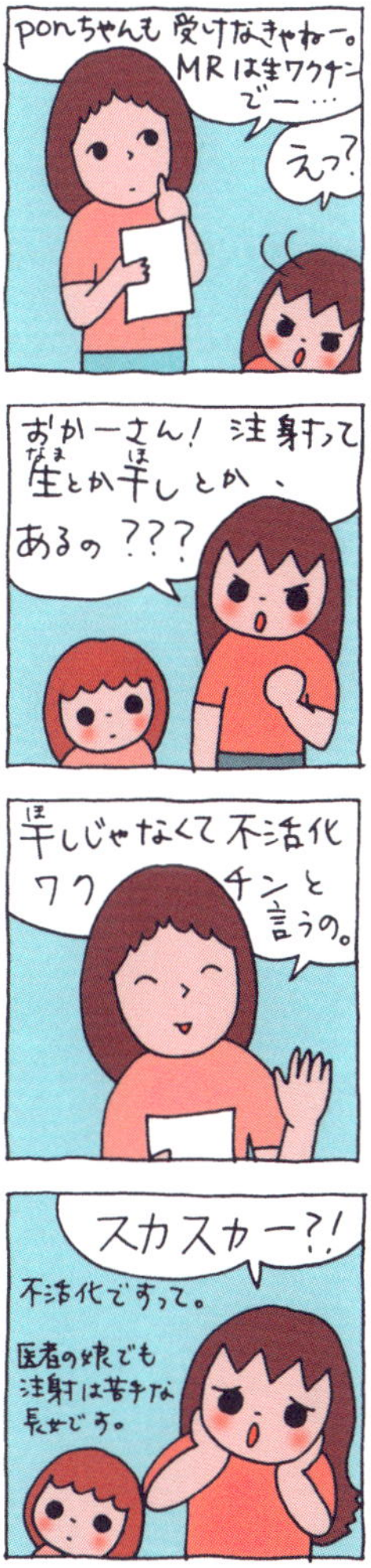
ponちゃんも受けなきゃねー。MRは生ワクチンでー…
えっ?
おかーさん! 注射って生《なま》とか干《ほ》しとか、あるの???
干《ほ》しじゃなくて不活化ワクチンと言うの。
スカスカー?!
不活化ですって。
医者の娘でも注射は苦手な長女です。

『ドーナツ大好き』

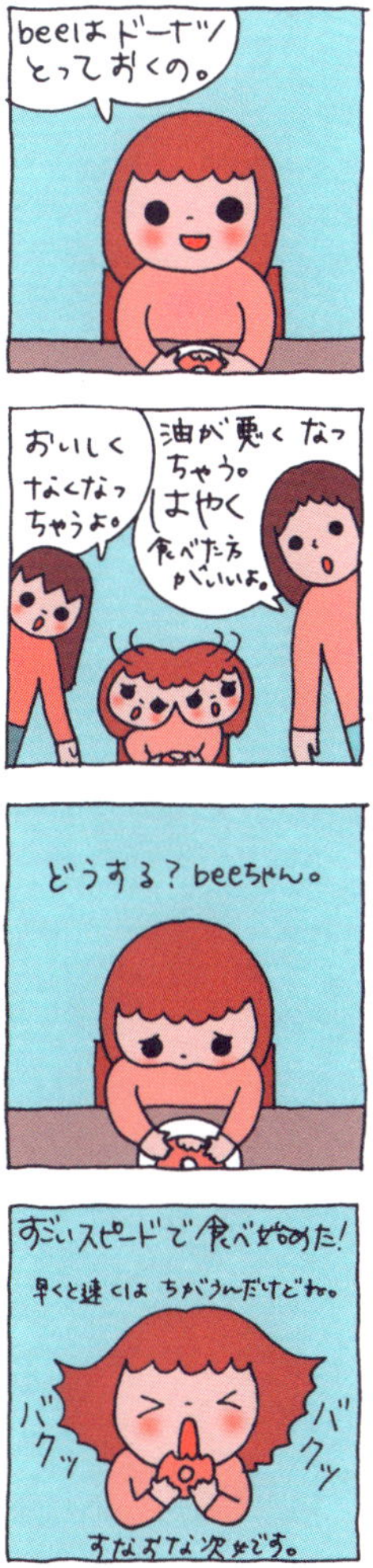
beeはドーナツとっておくの。
おいしくなくなっちゃうよ。
油が悪くなっちゃう。はやく食べた方がいいよ。
どうする? beeちゃん。
すごいスピードで食べ始めた!
早くと速くはちがうんだけどね。
バクッ
バクッ
すなおな次女です。

※本書の内容は、２０１９年10月時点での医学的常識、発表されている論文や文献を参考に作成しています。

著者プロフィール

森戸やすみ（もりと やすみ）

1971年、東京生まれ。小児科専門医。一般小児科、NICU（新生児特定集中治療室）などを経て、現在は東京都世田谷区にある「さくらが丘小児科クリニック」勤務。医療者と非医療者の架け橋となるような記事を書いていきたいと思っている。共著書に『小児科医ママと産婦人科医ママのらくちん授乳BOOK』（内外出版社）、『赤ちゃんのしぐさ』（洋泉社）、監修書に『祖父母手帳』（日本文芸社）がある。

ブログ：http://yasumi-08.hatenablog.com/

新装版
間違った助言や迷信に悩まされないために
小児科医ママの「育児の不安」解決BOOK

発行日　2018年3月15日　第1刷発行
　　　　2019年10月19日　第2刷発行

著者　森戸やすみ
発行者　清田名人
発行所　株式会社内外出版社
〒110－8578
東京都台東区東上野2－1－11
電話　03-5830-0368（企画販売局）
電話　03-5830-0237（編集部）
URL　https://www.naigai-p.co.jp

装丁・本文デザイン／下村敏志（Kre Labo）
編集／大西真生
印刷・製本／中央精版印刷株式会社

ISBN 978-4-86257-360-5

本書は、2013年1月にメタモル出版より発行された書籍を復刊したものです。